荣 获

◎ 第七届统战系统出版社优秀图书奖

◎ 入选原国家新闻出版广电总局、全国老龄工作委员会办公室首届向全国老年人推荐优秀出版物名单

◎ 入选全国图书馆 2013 年度好书推选名单

◎ 入选农家书屋重点出版物推荐目录（2015年、2016年）

U0206294

上海市科学技术委员会科普项目资助
【项目编号：20DZ2311600】

肾炎

（第三版）

学术顾问◎钟南山　陈灏珠　郭应禄　王陇德

总　主　编◎葛均波　张雁灵　陆林

执行总主编◎吴少祯

主　　　编◎夏术阶　李广智

主　编◎丁小强

吉俊　薛宁

名医与您谈疾病丛书

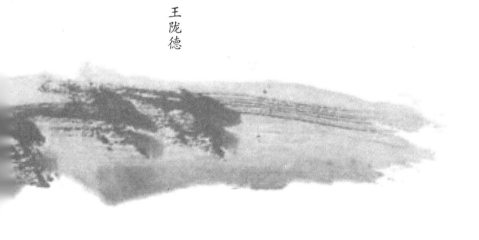

中国健康传媒集团

中国医药科技出版社

内 容 提 要

本书为丛书之一，分为常识篇、病因篇、症状篇、诊断与鉴别诊断篇、治疗篇、预防保健篇6个篇章。以问答的形式重点介绍了肾脏病常识和常见肾脏病的防治知识，通俗易懂、实用详尽，可供临床医生、患者及其家属阅读参考。

图书在版编目（CIP）数据

肾炎 / 丁小强，吉俊，薛宁主编 . —3 版 . —北京：中国医药科技出版社，2021.1
（名医与您谈疾病丛书）
ISBN 978-7-5214-2048-7

Ⅰ.①肾… Ⅱ.①丁…②吉…③薛… Ⅲ.①肾炎—防治—问题解答 Ⅳ.①R692.3-44

中国版本图书馆 CIP 数据核字（2020）第 190331 号

美术编辑 陈君杞
版式设计 南博文化

出版　**中国健康传媒集团**｜中国医药科技出版社
地址　北京市海淀区文慧园北路甲 22 号
邮编　100082
电话　发行：010-62227427　邮购：010-62236938
网址　www.cmstp.com
规格　710×1000mm $^1/_{16}$
印张　14 $^1/_2$
字数　207 千字
初版　2009 年 4 月第 1 版
版次　2021 年 1 月第 3 版
印次　2023 年 3 月第 2 次印刷
印刷　三河市万龙印装有限公司
经销　全国各地新华书店
书号　ISBN 978-7-5214-2048-7
定价　39.00 元

获取新书信息、投稿、为图书纠错，请扫码联系我们。

《名医与您谈疾病丛书》

编委会

《肾 炎》
编 委 会

出版者的话

党的十八大以来，以习近平同志为核心的党中央把"健康中国"上升为国家战略。十九大报告明确提出"实施健康中国战略"，把人民健康放在优先发展的战略地位，并连续出台了多个文件和方案，《"健康中国2030"规划纲要》中就明确提出，要加大健康教育力度，普及健康科学知识，提高全民健康素养。而提高全民健康素养，有效防治疾病，有赖于知识先导策略，《名医与您谈疾病丛书》的再版，顺应时代潮流，切合民众需求，是响应和践行国家健康发展战略——普及健康科普知识的一次有益尝试，也是健康事业发展中社会治理"大处方"中的一张有效"小处方"。

本次出版是丛书的第三版，丛书前两版出版后，受到广大读者的热烈欢迎，并获得多项省部级奖项。随着新技术的不断发展，许多观念也在不断更新，丛书有必要与时俱进地更新完善。本次修订，精选了44种常见慢性病（有些属于新增病种），病种涉及神经系统疾病、呼吸系统疾病、消化系统疾病、心血管系统疾病、内分泌系统疾病、泌尿系统疾病、皮肤病、风湿类疾病、口腔疾病、精神心理疾病、妇科疾病和男科疾病等，分别从疾病常识、病因、症状表现、诊断与鉴别诊断、治疗和预防保健等方面，进行全方位的解读；写作形式上采用老百姓最喜欢的问答形式，活泼轻松，直击老百姓最关心的健康问题，全面关注患者的需求和疑问；既适用于患者及其家属全面了解疾病，也可供医务工作者向患者介绍病情和相关防治措施。

本丛书的编者队伍专业权威，主编都长期活跃在临床一线，其中不乏学科带头人等重量级名家担任主编，七位医学院士及专家（钟南山、陈灏珠、郭应禄、王陇德、葛均波、陆林、张雁灵）担任丛书的学术顾问，确保丛书内容的权威性、专业性和前沿性。本丛书的出版不仅是全体患者的福音，更是推动健康教育事业的有力举措。

本丛书立足于对疾病和健康知识的宣传、普及和推广工作，目的是使老百姓全面了解和掌握预防疾病，科学生活的相关知识和技能，希望丛书的出版对于提升全民健康素养，有效防治疾病，起到积极的推动作用。

中国医药科技出版社

2020年6月

再版前言

健康是人类生存和发展永恒的主题，随着生活水平的不断提高，人们对自身的健康状况越来越关注。肾脏作为人体最重要的排泄器官，每天都要将人体各种食物和药物的代谢废物、多余的水分排出体外，因此极易受到各种毒物的侵害。除了肾脏本身易患各种疾病（如IgA肾病、系膜增生性肾小球肾炎、膜性肾病等）外，来自全身的系统性疾病（如糖尿病、高血压、冠心病、肝炎、系统性红斑狼疮等）以及肾毒性药物都会给肾脏带来严重威胁。近年来国外流行病调查显示，普通人群的慢性肾脏病患病率高达9%~16%，而我国的调查显示成人肾脏病的患病率为10.8%，这意味着近1.2亿中国人患有肾脏疾病。因此，肾脏病是影响人民健康的常见病和多发病。肾脏病多为慢性病，如不及时诊治，疾病的进展将严重影响患者的生活质量。但由于肾脏病早期患者无明显不适，常因症状程度较轻而易忽视，一半以上的早期肾脏病是因健康体检，或因其他疾病就诊发现，待出现肾脏病症状往往已经到疾病的中晚期。肾脏病的治疗费用也十分高昂，以肾脏病晚期——尿毒症为例，每年血液透析或腹膜透析的费用高达6万~10万，如合并糖尿病、高血压、心脏病、感染等，治疗费用还要高。

本书与第二版相比，保留了包括肾脏基本结构和功能、常见肾脏病的诊治原则等基本内容，更新了国内外最新数据，增加肾脏病日常护理相关内容，使肾脏科普内容与时俱进，将生活方式指导融入各个疾病的治疗篇中，更贴近人们所关心的热点问题。

本书作者以复旦大学附属中山医院肾内科的医护骨干为主体，以问答的形式系统而简洁地阐述了肾脏病学的基础理论及临床知识，基本涵盖了常见肾脏病的诊断和治疗，适合不同肾脏病患者及家属对照查阅。但因存在个体差异，本书涉及的治疗用药须在医师指导下使用。

丁小强

2020年7月

目录

常识篇

病因篇

症 状 篇

诊断与鉴别诊断篇

治疗篇

预防保健篇

常 识 篇

◆ 人体肾脏正常解剖结构特点有哪些?

◆ 肾脏的基本功能单位是什么?

◆ 肾脏有哪些重要功能?

◆ 肾小球在尿液形成过程中的作用有哪些?

◆ 肾脏的血液循环有何特点?

◆ ……

人体肾脏正常解剖结构特点有哪些？

肾脏是人体最主要的排泄器官，位于腰部脊柱两侧，左右各一，居腹膜后方，紧贴腹后壁。左肾上极内侧为左肾上腺，前中部与胰腺尾部、脾脏血管邻接，下部与结肠脾曲毗邻，右肾上极内亦有肾上腺，前上方与肝相邻，下部与小肠祥相邻，内侧缘为十二指肠降部，下部与结肠肝曲邻接。右肾由于肝脏关系比左肾略低 1~2cm。肾脏的高度随体位和呼吸而变动，站立时比卧位时低 2.5cm，呼吸时随膈的升降而上下移动 1~2cm。

肾脏呈红褐色，形似蚕豆，外缘隆凸，内缘中部凹陷，称肾门，是肾血管、神经、淋巴管、输尿管出入的门户。肾脏内部结构可分为肾实质和肾间质两部分，肾实质外层为皮质，呈红褐色，由约 100 万个肾单位组成，内层为髓质，由 8~18 个肾锥休构成，锥体底部向肾凸面，尖端称肾乳头，每 1~2 个肾乳头被一个漏斗状的肾小盏包绕，2~3 个肾小盏合成肾大盏，肾大盏再汇成肾盂。肾间质由少量结缔组织、血管、神经等构成。肾脏大小、重量随年龄、性别而异，中国成人肾脏长（上下径）、宽（左右径）、厚（前后径）分别为 10.5~11.5cm、5~7.2cm、2~3cm，重量男性为 100~140g，女性略轻。

（吕文律）

肾脏的基本功能单位是什么？

肾单位是肾脏的基本功能单位，是制造尿液的主要场所。每个肾约有 100 万个肾单位，每个肾单位由肾小体和肾小管组成。

肾小体内部为肾小球，外面为肾小囊。肾小球为一毛细血管球，由入球小动脉分支形成，再汇聚成出球小动脉离开肾小球。肾小囊包绕于肾小球外面，为一双层囊，内层紧贴肾小球为脏层，外层为壁层，两层之间的腔隙为球囊腔，球囊腔与肾小管连通。

肾小管分为近端小管、髓祥细段和远端小管。近端小管紧接肾小囊，分为两部分，第一段为近端小管曲部（近曲小管），第二段为近端小管直部（髓袢降支粗段）。髓袢细段为连于近端小管直部与远端小管直部之间的细直段。远端小管由远端小管直部（髓袢升支粗段）和远端小管曲部（远曲小管）构成。多个肾小管汇成集合管。

（吕文律）

肾脏有哪些重要功能？

肾脏是人体最主要的排泄器官，通过肾小球的滤过功能及肾小管的重吸收和分泌功能形成尿液，从而排出代谢产物及调节水、电解质、酸碱平衡，维持机体内环境的清洁与稳定。肾脏也是一个重要的内分泌器官，可分泌及灭活多种激素，参与机体多种生理功能：

（1）排泄代谢产物：人体在代谢过程中产生多种废物，如肌酐、尿素、尿酸及其他代谢产物，经肾小球滤过，基本不被肾小管重吸收，由尿液经肾排出。肾脏病晚期时，代谢产物不能排出体外，在体内积聚造成中毒。此外，肾脏尚能将某些毒物、药物排出体外，如酚红、对氨基马尿酸、青霉素类、头孢菌素类等。

（2）调节水、电解质、酸碱平衡：血液通过肾小球滤过形成滤液，滤液进入肾小管，肾小管将其中大部分水、钠、钾、钙、镁、碳酸氢钠、氯及磷酸盐等重吸收，并分泌氢、钾、氨等，且能按人体的生理需要量来调节其重吸收及分泌量，从而实现对水、电解质、酸碱平衡的调节。因此，肾脏疾患时可出现水肿、高血压、高钾血症、代谢性酸中毒等。

（3）内分泌功能：肾脏可分泌多种内分泌激素，如肾素、血管紧张素、前列腺素、激肽、促红细胞生成素、活性维生素D等，亦参与灭活某些内分泌激素。

①分泌肾素、血管紧张素及前列腺素、激肽：均为血管活性激素，通过肾素-血管紧张素-醛固酮系统和激肽释放酶-激肽-前列腺素系统参与血压及水盐代谢的调节。

②分泌促红细胞生成素：出生后促红细胞生成素主要由肾脏生成，可

刺激骨髓造血，使骨髓红细胞集落形成单位分化成熟为红细胞。

③分泌活性维生素D：肾脏产生1α-羟化酶，可将25-羟维生素D转化为高度活性的1, 25-二羟维生素D$_3$〔1, 25（OH）$_2$D$_3$〕，即骨化三醇，它是最具生物活性的维生素D。活性维生素D能促进肠道对钙、磷吸收，也可促进骨中钙、磷吸收及骨盐沉积，在调节钙磷代谢上起重要作用。

④灭活作用：肾脏对胰岛素、甲状旁腺素、胃泌素等多种激素具有灭活作用，当肾功能不全时激素灭活减少，可引起代谢紊乱。

（吕文律）

肾小球在尿液形成过程中的作用有哪些？

尿液的形成主要经过肾小球滤过和肾小管重吸收及分泌两个过程，肾小球滤过是尿液形成的第一步。当血液流经肾小球毛细血管时，除了血细胞、大分子蛋白质外，血浆中部分水分、电解质、小分子有机物等都可通过肾小球滤过到球囊腔内形成原尿，原尿的成分与血浆十分接近。肾小球的这种滤过作用主要依靠肾小球滤过膜的选择性滤过完成，肾小球滤过膜具有机械屏障及电荷屏障，大分子物质或带负电荷物质如血细胞、大分子蛋白质等基本不能滤过，而小分子物质及带正电荷物质则容易滤过。正常成人两侧肾脏的血流量为每分钟1000~1200ml，血浆流量为每分钟600~700ml，据测定，体表面积为1.73m^{2}的人体，形成的滤液约为每分钟125ml，每天可形成约180L原尿，而机体每天形成的尿液为1~2L，故肾小球的滤过液不是都排出体外，其中99%被肾小管重吸收后才形成最终的尿液（终尿）。

（吕文律）

肾脏的血液循环有何特点？

肾脏血液循环有如下特点：

（1）血流量大。肾脏的血液供应直接来自腹主动脉，占心输出量的

20%~25%，而两侧肾脏的重量仅占体重的0.4%，若以每克肾脏组织计算，肾脏是人体内血液供应最为丰富的器官。很大的肾血流量，不仅可供应肾实质必要的氧和营养物，更重要的是保持尿生成过程。

（2）血流分布不均。皮质血流量大，约占90%，流速快，髓质血流量小，仅占肾血流量10%，流速慢，且越向内髓血流量越小。这与皮质主要完成滤过功能有关。

（3）两级毛细血管网。肾血液流经两级毛细血管，首先流经第一个毛细血管网，即"肾小球毛细血管网"。肾小球毛细血管网汇集成出球小动脉，离开肾小球后分支形成第二个毛细血管网，即"肾小管周围毛细血管网"。肾小球毛细血管网血压高，有利于肾小球的滤过；而肾小管周围毛细血管网因滤出大量水分而血压较低，胶体渗透压高，有利于重吸收。

（4）近曲小管直部、远曲小管直部与髓袢细段相伴。髓质的近曲小管直部（髓袢降支粗部）、远曲小管直部（髓袢升支粗部），两者与近髓肾单位的髓袢细段相伴行，在尿浓缩与稀释过程中起重要作用。

（5）能维持相对稳定的血流量。肾脏可通过自身调节和神经及体液调节实现对血流量的调节。一般情况下，肾主要依靠自身调节来维持血流量基本稳定，以保证正常的尿生成功能。在异常情况下，如大量失血、中毒性休克、缺氧等机体处于应急状态时，通过交感神经和一些体液因素的调节使肾血流量减少，这对维持脑、心等重要器官的血液供应有重要意义。

以上肾脏的血液循环特点归根结底主要是两个"人体之最"：人体内血液供应最为丰富的器官和人体内血压最高的器官，其作用是为了更好地清除人体内积聚的代谢废物、毒物和过多的水分。

（吕文律）

肾小球的超微结构与功能如何？

肾小球为一团毛细血管簇（毛细血管球），其毛细血管壁与肾小囊之间的结构称为滤过膜，起血液过滤器的作用，周围的系膜则为毛细血管球的支撑组织。

滤过膜从内到外有3层结构：①毛细血管内皮细胞层：为附着在肾小球基底膜内的扁平细胞层，与血液直接接触，上有无数直径大小不等的小孔，小孔有一层极薄的隔膜，细胞表面及小孔周围覆有一富含负电荷的物质层。水和小分子溶质（如各种离子、尿素、葡萄糖及小分子蛋白质等）可自由地通过。内皮细胞层是原尿形成的第一道屏障，可阻挡血液内的血细胞及其他较大分子的滤过。②毛细血管基膜：位于内皮细胞层（内层）与上皮细胞层（外层）之间，为一均质状薄膜，在成人厚度为270～350nm，婴幼儿约为110nm。肾小球基膜从内到外分为3层，即内疏松层、致密层及外疏松层，为控制滤过分子大小的主要部分。③肾小囊脏层上皮细胞层：因具有许多不规则突起称足突，故该上皮细胞又称为足突细胞。足突间有许多狭小间隙，称裂隙，其上覆有带有裂孔素的足细胞裂隙膜，有阻止蛋白质漏出的作用，是为肾小球滤过的最后一道屏障。

系膜由系膜细胞及系膜基质组成，为肾小球毛细血管簇小叶间的轴心组织，并与毛细血管的内皮直接相邻，起到肾小球内毛细血管间的支持作用。系膜细胞有多种功能，该细胞中存在收缩性纤维丝，通过刺激纤维丝收缩，可调节肾小球毛细血管表面积，从而对肾小球血流量有所控制。系膜细胞能吞噬及清除滤入基质内的小分子或大分子物质。系膜细胞有合成及分泌基质成分的能力，能合成多种酶及生物活性物质。在病理情况下，系膜细胞能大量增生，在某些中毒情况及疾病发生时该细胞可溶解，肾小球结构即被破坏，功能也丧失。系膜基质为系膜细胞所产生的一种基质样物质，为肾小球毛细血管丛提供了强而有韧性的支持作用。并可联系系膜细胞、足突细胞、基膜及内皮细胞。

（吕文律）

肾小球旁器的结构与功能如何？

肾小球旁器是位于肾小体血管极旁、由入球小动脉、出球小动脉及远曲小管组成的具有内分泌功能的一个三角区域，主要由3种细胞组成：

（1）球旁细胞：又称颗粒细胞，为入球小动脉的平滑肌细胞在进入肾小球处衍化而成，多呈立方形或多边形，含许多粗大的分泌颗粒，其功能是合成、储存和释放肾素及促红细胞生成素。

（2）致密斑：是远曲小管起始部靠近肾小体血管极一侧的一群上皮细胞，其细胞形态窄而高，细胞核密集而染色深，局部形成斑状隆起，故称为致密斑，其直径为40~70μm。致密斑是一个化学感受器，可感受肾小管液中钠离子浓度的变化，将信息传递给球旁细胞，调节肾素的分泌，从而调节尿量的生成。这一调节过程称为管-球反馈。

（3）球外系膜细胞：又称为Lacis细胞、极垫细胞，是位于入球小动脉、出球小动脉及致密斑之间的一群细胞，与球内系膜细胞相连。其细胞多呈扁平状，与肾小囊壁层基膜相连，它的功能除与球内系膜细胞有相同的收缩功能外，尚可看成是肾小囊的一个关闭装置。在某些因素的刺激下，球外系膜细胞还可以转变为含有粗大肾素颗粒的细胞。

（吕文律）

为什么说肾脏是身体血压最高的部位？

肾动脉直接起于腹主动脉，故肾内的血供非常丰富，正常人每分钟流经两侧肾脏的血液为1000~1200ml，占心输出量的20%~25%，每4~5分钟流经两肾的血量相当于全部血量。肾小球毛细血管血压比一般毛细血管血压高很多，约为主动脉血压的70%。故肾脏是身体血压最高的部位，以此高压将血液滤出形成尿液，从而维持肾脏正常的泌尿功能。

（吕文律）

什么是蛋白尿？

正常情况下，由于肾小球对血浆蛋白的选择滤过作用及肾小管的重吸收功能,人尿中仅含微量蛋白,成分包括:①血浆蛋白,由于肾小球毛细血管对血浆大分子蛋白的阻止,故尿中主要为中小分子血浆蛋白如白蛋白、免疫球蛋白轻链、β_2-微球蛋白及某些酶如溶菌酶、淀粉酶及乳酸脱氢酶等。②泌尿系统分泌的蛋白,主要为肾小管分泌或损伤渗出的蛋白如Tamm-Horsfall蛋白和尿路分泌或损伤、炎症渗出的蛋白等。正常情况下,健康成年人尿常规定性检查尿蛋白阴性,24小时尿蛋白定量一般不超过150mg。

当尿中蛋白含量超过正常范围,尿常规定性检查尿蛋白阳性或24小时尿蛋白定量>150mg即为蛋白尿。蛋白尿可分为如下几种.

(1)功能性蛋白尿:泌尿系统无器质性病变,尿内暂时出现蛋白质,程度较轻,持续时间短,诱因解除后可消失。多因机体内、外环境因素变化如机体剧烈运动、发热、低温刺激、精神紧张、交感神经兴奋及血管活性剂的应用等引起肾血管痉挛或充血等暂时性功能改变,使肾小球毛细血管壁通透性增加而引起。当影响因素消除,尿蛋白自然消失。24小时尿蛋白定量一般小于0.5g,多见于青少年。

(2)体位性蛋白尿:又称直立性蛋白尿。在直立位或脊椎前凸位时出现的蛋白尿。直立体位时,可能前凸的脊柱压迫肾静脉或因直立过久肾脏下移,使肾静脉扭曲造成肾静脉淤血,淋巴、血流循环受阻。其特点为晨起或卧位时尿蛋白阴性,起床活动或久立后,尿蛋白阳性,平卧后又为阴性。24小时尿蛋白定量一般小于1g,多见于发育期青少年。

(3)病理性蛋白尿:因各种肾脏及肾外疾病所致的蛋白尿,多为持续性蛋白尿,其中包括:

①肾小球性蛋白尿:各种原因引起肾小球滤过膜对血浆蛋白通透性增高,使大量蛋白质滤过到肾小球滤液中,超过肾小管重吸收能力所致的蛋白尿,是临床最多见的类型,见于多种原发或继发性肾小球疾病。其特点为蛋白量较大,当病变仅为肾小球滤过膜电荷屏障破坏时,仅有白蛋白滤过,形成以白蛋白为主的中小分子蛋白尿,称为选择性蛋白尿;当病变加重,滤过膜机械屏障受到破坏,更高分子量蛋白质(主要是免疫球蛋白G)也滤出,尿中大中分子蛋白均可见,称为非选择性蛋白尿。

②肾小管性蛋白尿：各种原因引起肾小管对滤出蛋白的重吸收障碍所致的蛋白尿。见于肾小管间质病变，如肾盂肾炎、间质性肾炎、重金属（汞、镉等）中毒、先天性肾小管病等。其特点为尿蛋白常较少，24小时尿蛋白定量多小于2g，且以小分子蛋白如溶菌酶、β_2-微球蛋白等为主。

③混合性蛋白尿：病变累及肾小球和肾小管使肾小球性蛋白尿及肾小管性蛋白尿同时出现。

④溢出性蛋白尿：血浆中小分子量的蛋白（如多发性骨髓瘤轻链蛋白、血红蛋白、肌红蛋白等）异常增多，经肾小球滤出，并超过肾小管重吸收能力所致的蛋白尿。见于多发性骨髓瘤（尿中有本-周蛋白、单克隆免疫球蛋白轻链）、血管内溶血的血红蛋白尿、严重挤压伤的肌红蛋白尿、单核细胞白血病时的溶菌酶尿等。

⑤组织性蛋白尿：肾及泌尿道组织破坏或分泌蛋白增多所致的蛋白尿。如由肾小管分泌的Tamm-Horsfall蛋白，肾及尿路感染时的IgA，某些肾炎时尿中的纤维蛋白（原）及其降解产物、补体等。

（吕文律）

什么是血尿？

正常人尿中无或含有少量红细胞（每高倍视野0~2个红细胞），当尿中含有较多红细胞时即称为血尿。血尿分为肉眼血尿和镜下血尿。肉眼即可见尿液呈红色或洗肉水样，也可因在膀胱内停留时间长呈褐色，酸性尿呈浓茶色或酱油色，甚至有血凝块者称为肉眼血尿，通常每升尿中含血量大于1ml即为肉眼血尿；仅在显微镜下才发现红细胞者（每高倍视野大于3个红细胞）称为镜下血尿。

引起血尿的原因可能有：①各种肾小球疾病导致肾小球源性血尿；②泌尿生殖系疾病：如泌尿生殖系感染、结石、肿瘤、损伤、血管病变、先天性畸形等；③尿路邻近器官疾病：如急性阑尾炎、盆腔炎、直肠癌、结肠癌、宫颈癌等；④全身性疾病：如血液病、感染性疾病、免疫性疾病、心血管疾病等；⑤其他原因：如部分药物、运动后血尿、"特发性"血尿、肾活检后血尿等。

可根据尿红细胞形态判断血尿来源。肾实质出血时，红细胞经过肾小球滤过膜，受到挤压损伤，在肾小管中受到不同酸碱度（pH）和渗透压变化影响，呈多形性改变，故肾小球源性血尿其红细胞形态往往畸形多样，为异形多变型，而非肾小球源性血尿其红细胞形态往往类似外周血红细胞，呈双凹盘形，为均一型。尿红细胞形态可通过相差显微镜检测。

（吕文律）

什么是慢性肾脏病，它是怎样分期的？

美国肾脏病基金会K-DOQI（Kidney Diseases Outcome Quality Initiative）专家组对慢性肾脏病（chronic kidney disease，CKD）定义如下：

（1）肾损害（肾脏结构或功能异常）≥3个月，伴或不伴肾小球滤过率（GFR）的降低，表现为：

①有病理学检查异常。

②有肾损害的指标，包括血或尿检查异常，或影像学检查异常。

（2）肾小球滤过率（GFR）小于60ml/（min·1.73m²），时间≥3个月，伴或不伴肾损害。跟据GFR对慢性肾脏病的分期见表1。

表1 慢性肾脏病分期

分期	描述	GFR［ml/（min·1.73m²）］
1	肾损害伴正常或升高的GFR	≥90
2	肾损害伴轻度的GFR下降	60~89
3	中度的GFR下降	30~59
4	严重的GFR下降	15~29
5	肾衰竭	<15或透析

注：GFR：肾小球滤过率，单位为ml/（min·1.73m²），表示每分钟每1.73m²体表面积滤过的毫升数。

（吕文律）

什么是慢性肾炎？

慢性肾炎是慢性肾小球肾炎的简称，是由各种病因引起的一组原发性肾小球疾病的总称，以蛋白尿、血尿、高血压、水肿伴缓慢肾功能减退为临床特点，它不是一种独立的疾病，可以表现为不同病理类型。本病治疗困难，大多渐进为慢性肾功能衰竭，预后较差。

慢性肾炎病因并不十分清楚，可能与细菌、病毒、原虫等感染引起的免疫损伤有关。

慢性肾炎病理类型多样，最终导致肾小球硬化、肾小管萎缩、间质纤维化，使肾脏体积缩小。

慢性肾炎临床表现多样，多见于中青年，男性居多，往往起病隐匿，病程冗长，病情发展缓慢，可历时数年或数十年，可有一个漫长的无症状尿异常期。以蛋白尿、血尿、高血压、水肿为其基本特征，可伴缓慢肾功能减退，最终发展为慢性肾衰竭。部分患者可因感染、劳累、使用肾毒性药物等因素而呈急性发作或恶化，可能因此而迅速进入不可逆的肾衰状态。

（1）水肿：许多患者以水肿为首发症状，水肿部位往往出现在眼睑、颜面及双下肢，一般为轻中度水肿，经适当休息可好转，重者全身水肿，甚至出现胸水、腹水。少数患者可无水肿。

（2）高血压：一般为轻中度高血压，部分患者以高血压为突出或首发表现，血压持续升高，可出现高血压脑病和高血压心脏病，此时多有眼底出血、渗出，甚至视盘水肿。部分患者血压可正常。

（3）尿异常：可有不同程度的蛋白尿；镜下血尿或肉眼血尿多为肾小球源性；尚可有管型尿、尿量的变化、尿比重及尿渗透压的异常等。

（4）肾功能减退：多数患者肾功能呈慢性进行性损害，肾功能正常或轻度受损的情况可持续数年甚至数十年，肾功能逐渐恶化并出现贫血、心力衰竭等症状，最终进入尿毒症期。部分患者以尿毒症为其首发症状。

临床上，凡尿检异常（蛋白尿、血尿、管型尿等）、伴或不伴肾功能损害3个月以上，在排除继发性肾脏病、肾小管间质疾病、肾血管疾病和遗传性肾脏疾病后可考虑诊断为慢性肾小球肾炎。

（吕文律）

什么是IgA肾病？

IgA肾病是一种以血尿为主要表现的肾小球肾炎。1968年由Berger和Hinglais对长期镜下血尿患者进行肾活检术，标本免疫病理检查发现肾小球系膜区有以IgA为主的颗粒样沉积，首次提出并命名为IgA肾病。

IgA肾病是世界范围内导致尿毒症最常见的原发性肾小球疾病，一般而言，黄种人的发病率明显高于白种人和黑种人。可发生于任何年龄，青年人居多，男性多于女性，男女比例3：1，有家族聚集性。通常于上呼吸道感染（扁桃体炎）、急性胃肠炎感染后发生发作性肉眼血尿。最典型的临床表现为上呼吸道感染24~72小时内出现肉眼血尿，偶可短到数小时后即发生肉眼血尿。肉眼血尿持续时间较短，多小于3天，以后可表现为持续性镜下血尿。部分IgA肾病患者可伴有蛋白尿，少数者表现大量蛋白尿。此外IgA肾病患者也可有肾功能短时间内急骤进展恶化，伴有水肿及高血压。青年男性有镜下血尿和（或）无症状性蛋白尿患者，发生咽炎同步血尿者，从临床上考虑IgA肾病，但目前IgA肾病的确诊仍须依靠肾活检免疫病理检查，根据病理分型选择正确的治疗方案。IgA肾病患者在治疗过程中还应注意避免感染，控制血压。

对发现为本病的患者随访20年以上，20%~50%的患者进展到尿毒症。一般起病年龄较大的男性IgA肾病患者，若伴有难以缓解的大量蛋白尿、高血压，肾活检病理提示较为严重的系膜增生、肾小球硬化、新月体形成、毛细血管壁损害、肾小管萎缩、间质纤维化和血管损害的IgA肾病患者预后较差。

（於佳炜）

什么是肾病综合征？

肾病综合征这一名称是由 Christian 在 1932 年提出的，是由一组具有相似临床表现，不同病因、不同病理改变的肾小球疾病构成的临床综合征。在我国定义肾病综合征为：大量蛋白尿［成人 24 小时尿蛋白定量 ≥ 3.5g，儿童 ≥ 50mg/（kg·d），或将随机尿的尿白蛋白/肌酐（ACR）作为标准，ACR ≥ 2200mg/g］，低白蛋白血症（血清白蛋白 <30g/L），水肿，高脂血症，其中大量蛋白尿及低白蛋白血症为必要条件。

肾病综合征病因多种多样，可分为继发性和原发性两大类。导致继发性肾病综合征常见的病因有糖尿病肾病、狼疮肾炎、肿瘤相关性肾病、肾淀粉样变性、药物及感染引起的肾损伤等。在排除各种继发性原因导致肾病综合征的基础上，可考虑为原发性肾病综合征。原发性肾病综合征也有多种病理类型，国外报道原发性肾小球疾病表现为肾病综合征者占34%~49.5%，国内报道为40%左右。常见的为微小病变性肾小球肾炎、系膜增生性肾小球肾炎、膜性肾病、系膜毛细血管性肾炎及局灶节段性硬化性肾小球肾炎等临床病理类型。目前行肾穿刺活检术是诊断肾病综合征病理类型的"金标准"，对于指导肾病综合征的治疗有着十分重要的作用。

（薛宁）

什么是隐匿性肾炎？

隐匿性肾炎顾名思义，起病隐匿，无明显水肿、高血压、排尿异常等临床症状和体征，一般在健康体检或因其他疾病就诊偶然发现尿液检查异常。临床表现为无症状性蛋白尿和（或）肾小球源性血尿，肾功能正常的一组肾小球疾病。

临床上许多其他疾病都可引起尿检异常，需要进行鉴别。常见于泌尿系结石、肿瘤、感染等，或见于男性的前列腺疾病，也可以是高热、剧烈运动等应激相关的尿液检查异常。因此诊断为隐匿性肾炎前必须先排除以上疾病。

由于隐匿性肾炎起病隐匿，往往只在尿液检查时被发现，所以常影响对疾病的早期诊断。对于隐匿性肾炎患者定期复查随访十分重要。建议每6个月复查尿常规、尿微量白蛋白/肌酐、尿红细胞相差显微镜检查、24小时尿蛋白定量、肾功能和血压等。由于部分患者存在临床表现与病理表现程度不符合，建议早期肾活检或在随访过程中发现蛋白尿明显增加、血尿增多、肾功能恶化或出现水肿或高血压等其他症状时应及时行肾穿刺活检以明确诊断，及早制定治疗方案。

（王莉）

什么是糖尿病肾脏疾病？

随着人们生活水平提高，我国成人糖尿病的患病率急剧上升，为9.7%~11.6%，其中90%以上为2型糖尿病，5.0%为1型糖尿病。糖尿病病程较长，控制较差的糖尿病患者常伴有各种并发症，累及全身各个系统。糖尿病肾脏疾病是糖尿病血管病变累及肾脏的一组疾病，包括糖尿病患者中所特有的糖尿病性肾小球硬化症、糖尿病性肾小管肾病及糖尿病合并肾动脉硬化症和肾脏感染。而常用的"糖尿病肾病"一般特指因微血管病变所致的糖尿病特有的糖尿病性肾小球硬化症，也是目我国住院患者中所占比例最高的肾脏疾病。临床上多表现为蛋白尿、肾小球滤过率先升高后下降，可伴有高血压，部分患者可表现为肾病综合征。

糖尿病肾脏疾病是1型及2型糖尿病的常见并发症之一，其中1型糖尿病患者30年内糖尿病肾脏疾病患病率30%，2型糖尿病患者10年内出现微量白蛋白比例为20%~25%，由于我国2型糖尿病比例占90%，故我国2型糖尿病所致肾脏疾病人数超过1型糖尿病患者。

典型的糖尿病肾病临床上分为5期：

Ⅰ期：表现为肾脏肥大及肾小球高滤过、高灌注和球内高压，肾小球滤过率（GFR）增高，此期肾脏功能发生变化，但无肾脏病理组织学改变，控制血糖后可有所恢复。

Ⅱ期：正常蛋白尿期，尿中白蛋白排泄<30mg/d，GFR仍升高，肾脏病理可见早期肾小球基底膜（GBM）增厚和系膜基质增加，此期经过严格控制血糖，可使GFR降至正常，延缓疾病进展。

Ⅲ期：微量白蛋白尿期或早期糖尿病肾病期，尿蛋白排泄在30~300mg/d，GFR仍升高，肾脏病理显示：GBM增厚和系膜基质增加更明显，已出现肾小球结节型和弥漫型病变及肾内小动脉壁的玻璃样变。该期患者必须在6个月内不同时间测定2次尿蛋白阳性才可明确诊断。在此期患者可有高血压表现，且在2型糖尿病中发生率较1型糖尿病者高。

Ⅳ期：显性糖尿病肾病或临床糖尿病肾病期，此期尿蛋白定量>300mg/d，GFR下降，血压升高，可有肾病综合征表现，外周水肿可能是首发症状。肾脏病理可见到GBM明显增厚，系膜基质增宽，闭塞的肾小球增加，残余肾小球代偿性肥大。进入该期GFR下降速度约为每年12ml/（min·1.73m^2），此时控制血糖对延缓肾脏疾病进展仍有积极意义。

Ⅴ期：终末期肾病期（肾功能衰竭期），此期GFR严重下降，多<10ml/（min·1.73m^2），肾脏病理提示广泛GBM增厚，大量肾小球硬化、荒废、肾小球毛细血管腔进行性狭窄闭塞。血肌酐、尿素氮升高，严重高血压、低白蛋白血症和水肿，出现全身性尿毒症症状。

然而多数2型糖尿病肾脏疾病患者发现时都已是Ⅲ~Ⅳ期，因此对糖尿病患者应该早期筛查是否有肾脏并发症存在。

糖尿病肾脏疾病的诊断需结合患者糖尿病病史及病程，1型糖尿病病程超过5年，2型糖尿病初诊时，出现微量白蛋白尿应怀疑早期糖尿病肾病，并在3~6个月内复查2次，若3次尿液检查中2次阳性即可诊断。同时可结合是否合并糖尿病视网膜病变加以鉴别。值得注意的是在有蛋白尿的糖尿病患者中20%~30%为其他肾小球疾病所致，或与糖尿病肾脏疾病同时存在。若出现糖尿病病程短，且未合并糖尿病视网膜病变；糖尿病肾脏疾病患者一般无血尿，当出现明显血尿或肾炎性尿沉渣；短期内尿蛋白增加或出现肾病综合征；肾小球滤过率迅速下降；合并其他系统性疾病的症状和体征等情况，怀疑为糖尿病肾脏疾病合并其他肾脏病变时有条件者可行肾脏活检明确。

对糖尿病肾脏疾病防治可以分为3个阶段：

（1）预防糖尿病肾脏疾病的发生，包括早期筛查、改变生活方式、控制血糖和血压等。

（2）早期治疗，出现白蛋白尿或肾小球滤过率下降的患者，予以优化降糖、降压，合理使用药物，糖化血红蛋白建议控制在7%以下，血压控制在130/80mmHg以下，排除禁忌证后优先使用血管紧张素转换酶抑制剂（如××普利）、血管紧张素Ⅱ受体拮抗剂（如××沙坦）类药物，减少或延缓尿毒症的发生。

（3）针对晚期糖尿病肾脏疾病综合治疗，包括透析、防治尿毒症并发症、减少心血管事件即死亡风险，改善生活质量、延长寿命等。

（朱加明）

什么是狼疮肾炎？

系统性红斑狼疮（SLE）是一种涉及全身多系统、多器官的自身免疫介导的，以免疫性炎症为突出表现的弥漫性结缔组织病。SLE发病与遗传、环境、性激素和自身免疫等多种因素相关。我国调查显示SLE患病率为70/10万人，在妇女中高达113/10万人。狼疮肾炎（LN），是SLE最常见和严重的并发症，肾脏受累有表现者在SLE患者中占1/4~2/3，而实际根据病理检查，肾脏受累者约占90%，若加上电子显微镜及免疫荧光检查，几乎所有SLE患者均有程度不同的肾脏病变，部分患者中肾脏是起病时唯一有受累表现的脏器。

狼疮肾炎可累及肾小球、肾小管间质和肾血管，病理改变多样，临床表现亦多种多样，可以从轻度尿常规检查异常到肾病综合征、慢性肾炎、急性肾炎、急进性肾炎、急性间质性肾炎、急慢性肾功能不全等。

狼疮肾炎的诊断必须满足SLE诊断标准基础上具有肾脏累及的表现。

蛋白尿和/或血尿，肾功能改变、血清免疫学检查及肾脏病理检查对诊断参考价值。对于系统性红斑狼疮诊断不十分明确的患者，肾活检亦显得十分重要。狼疮肾炎病理分Ⅰ~Ⅵ型，不同病理类型可以互相重叠也可以随着疾病活动性和治疗效果的变化互相转化。肾功能突然恶化，不仅应考虑本病转型，病变活动等因素，也应考虑本病发展及治疗过程中引起的急性肾小管坏死或急性间质性肾炎的可能性，应及时作肾活检以便指导治疗。肾脏病理还可提供LN活动性的指标，提示狼疮肾炎预后，如肾小球细胞增生性改变、纤维素样坏死、核碎裂、细胞性新月体、透明栓子、金属环、炎细胞浸润、肾小管间质的炎症等均提示LN活动；而肾小球硬化、纤维性新月体、肾小管萎缩和间质纤维化则是LN慢性指标。活动性指标高者，肾损害进展较快，但积极治疗仍可以逆转；慢性指标提示肾脏不可逆的损害程度，药物治疗只能减缓而不能逆转慢性指数的继续升高。

（钟一红）

什么是急性肾小球肾炎？

急性肾小球肾炎简称急性肾炎，起病较急，一般有血尿、蛋白尿、高血压和水肿，可伴有一过性肾功能不全。一般有急性链球菌感染史，以β溶血性链球菌最为常见，病程多呈自限性，于感染后1~4周发病，一般在数月内痊愈，少数可进展为慢性肾病。发展中国家以小儿和青少年发病居多，发达国家以酗酒和吸毒等体质较弱成人多见，男性发病率高于女性。本病发病前1~3周常有上呼吸道炎症，如扁桃体炎、咽峡炎，急性皮肤感染如丹毒、脓皮病等链球菌感染史，呼吸道感染的潜伏期较皮肤感染者短。然后突然起病，几乎所有患者均有血尿，蛋白尿也较为常见，尿蛋白0.5~3g/d，少数呈肾病综合征范围大量蛋白尿，有水钠潴留者可出现水肿，80%~90%患者均有不同程度的高血压。

链球菌感染后肾小球肾炎的诊断除前驱感染史及临床表现外，还可包括以下特征：①在咽部或皮肤病变部位检出可致肾炎的M蛋白型β溶血性链球菌 A 组。②对链球菌胞外酶的免疫反应——抗链球菌溶血素"O"（ASO）、抗脱氧核糖核酸酶 B（anti-DNAse B）、抗透明质酸酶（anti-AHSe），有一项或多项呈阳性，咽部感染后 ASO 增高，皮肤感染后 anti-DNAse B、anti-AHSe 反应阳性。③补体 C3 血清浓度短暂下降，肾炎症状好转后 8 周内恢复正常。④尿中纤维蛋白原降解产物（FDP）测定呈阳性。

急性肾小球肾炎大多可自愈，治疗以支持治疗、对症处理、防治并发症为主，包括休息、低盐低蛋白饮食、限水、抗感染、利尿及对症支持治疗。

（王莉）

慢性肾小球肾炎和急性肾小球肾炎之间有何关系？

人们常常认为慢性肾炎是急性肾炎转化而来，但事实并非如此。慢性肾炎（也称慢性肾小球肾炎）与急性肾炎（也称急性肾小球肾炎）是两种不同的肾脏疾病，其临床表现、病理类型、发病机制、治疗方法和疾病转归均不同。

慢性肾炎是由多种原因、多种病理类型组成的原发于肾小球的一组疾病，大多数慢性肾炎患者病因不清、病程长、进展缓慢，部分病例呈短期内肾小球滤过率快速下降。按照肾活检病理结果，可分为系膜增生性肾炎、膜性肾病、局灶节段肾小球硬化、系膜毛细血管性肾小球肾炎、增生硬化性肾小球肾炎等。

急性肾炎多为急性链球菌感染后所致，急性肾炎迁延不愈，病程在 1 年以上可转入慢性肾炎。但大部分慢性肾炎并非由急性肾炎迁延而来，一般是由于免疫机制所致系膜功能变化、肾血管改变、血流动力学改变所引起。

慢性肾炎的患者亦有急性发作倾向，每在疾病相对稳定的情况下，由于呼吸道、消化道、皮肤感染或其他突然恶性刺激，在短期内（3~5 天甚至 1~2 天）病情急骤恶化，这时患者出现大量蛋白尿、甚至肉眼血尿、管型增加，明显水肿和高血压，以及肾功能恶化。经适当的处理，病情可以缓解，基本上恢复到原来水平，亦可能因此导致疾病进展，进入尿毒症期。

（於佳炜）

尿毒症是慢性肾小球肾炎的必然结果吗？

慢性肾小球肾炎是慢性肾脏病（CKD）的一种，慢性肾脏病由轻到重分为5期，其中CKD 5期就是终末期肾病，也称尿毒症期。尿毒症是各种慢性肾脏病进展、恶化的最终结果，各种肾小球、肾小管间质、肾血管疾病、继发性肾脏疾病或尿路梗阻性疾病最终都可能进展至尿毒症。

慢性肾小球肾炎是导致尿毒症的最主要原因之一。由于慢性肾小球肾炎是一组疾病，分类、分期不同，治疗方案不同，疗效因人而异，需经过多长时间发展成尿毒症目前尚无肯定的结论。很多患者通过改变生活方式，按医嘱使用合理药物治疗，定期复查随访等，慢性肾小球肾炎可以得到缓解或进展缓慢，终身不进入到尿毒症期，无须透析治疗。

（薛宁）

慢性肾小球肾炎可以治愈吗？

慢性肾小球肾炎患者的自然病程变化很大，可以治愈（临床缓解），但很难根治。一部分患者病情比较稳定，经5~6年，甚至20~30年，才发展到肾功能衰竭期；极少数患者可自行缓解；另一部分患者的病情持续发展或反复急性发作，2~3年内即发展到肾功能衰竭。肾活检的病理学分型对预后的判断比较可靠，一般认为微小病变型肾病和单纯的系膜增生性肾炎预后较好，膜性肾病进展较慢，其预后较膜增生性肾炎好，后者大部分病例在数年内出现肾功能不全，局灶节段性肾小球硬化预后亦差。早期进行肾活检明确病理类型，然后及时给予针对性治疗，是决定预后的重要因素。

（俞小芳）

影响慢性肾小球肾炎预后的因素有哪些？

以下几项临床和病理资料有助于判断患者预后：

（1）疾病发现时的年龄：疾病若发现较早（35岁以前），可尽早注意预防感染，控制高血压，防止和延缓进入肾功能衰竭期。若疾病发现较晚，此时年龄大的患者多已有肾小球硬化、肾小管萎缩、间质纤维化和血管病变，预后相对差。

（2）蛋白尿：24小时尿蛋白定量多（大于1g/d），提示肾小球病变重，预后不良。

（3）高血压和肾功能：以高血压为突出临床表现以及肾穿刺时已有血肌酐升高，肾功能不全者，提示肾实质损害重，预后相对差。

（4）肾穿刺病理：若肾穿刺病理提示肾小球病变受累面积大于30%，肾小球细胞弥漫增生、硬化、大量新月体形成，广泛的肾小管间质纤维化和血管硬化，则预后较差。

（俞小芳）

乙肝相关性肾炎是怎么回事？

乙型肝炎病毒（HBV）感染可引起多种多样的肝外病变，肾小球肾炎是常发生于HBV感染患者的一种疾病。HBV感染人体后，在血清中产生抗HBc、抗HBe、抗HBs等抗体，并于血液循环中形成免疫复合物沉积于肾小球毛细血管袢，造成免疫性肾炎或肾病。1971年国际上才有首例报道，1989年我国将其正式命名为乙型肝炎病毒相关性肾炎，简称乙肝肾炎。该病起病年龄多为儿童及青少年，男性多见，临床多表现为肾病综合征或非肾病性蛋白尿伴镜下血尿，部分患者可有不同程度高血压和肾功能不全。肾穿刺病理学改变以膜性肾病居多，其次是系膜增生性肾炎，而膜增生性肾炎、局灶节段性肾小球硬化、微小病变等病理类型相对较少。虽然我国是乙肝感染的高发地区，但如肾小球肾炎患者同时为乙肝病毒携带者或感染者，尚不足以诊断为乙型肝炎病毒相关性肾炎，而必须具备以下3条：①血清HBV抗原阳性（HBsAg和HBeAg中至少一个阳性）。②患有肾小球肾炎并可除外狼疮肾炎等继发性肾小球肾炎。③肾组织病理切片中找到HBV抗原（HBsAg和HBeAg中至少一个阳性）。目前该病治疗尚无特效药物，针对乙肝病毒的抗病毒治疗可能有效。同原发性肾小球肾炎一样，乙型肝炎病毒相关性肾炎的预后也与病理类型相关，膜性肾病预后相对较好。预防HBV感染是关键。

（俞小芳）

什么是肾小管间质性疾病？

肾小管间质性疾病是一组常见病，但与肾小球肾炎不同，其病变以肾间质炎症和肾小管损害为主，而无原发性肾小球和肾血管损害的肾脏病变。肾小管间质疾病可以分为急性和慢性两种。急性者主要表现为肾小管变性和间质大量炎症细胞浸润；慢性者则以肾小管萎缩和间质纤维化为主，炎症细胞浸润相对较少。多种原因可致急性肾小管间质疾病，常见的如急性细菌性肾盂肾炎，即急性细菌性上尿路感染，但尿路感染常规并不需要进行肾活检，所以并不以急性小管间质炎来命名；药物过敏所致的急性间质性肾炎是接受肾脏活检患者中发现的急性肾小管间质疾病的最常见的原因，目前由于解热镇痛药和抗生素的过度滥用，此类疾病的发病率将进一步增加；此外，金黄色葡萄球菌败血症、重症链球菌感染、巨细胞病毒感染和麻疹等全身感染也可引发急性间质肾炎；而如系统性红斑狼疮、干燥综合征等风湿免疫性疾病，也可伴发急性间质性肾炎。慢性肾小管间质疾病的病因也很多，长期滥用止痛药及有肾毒性的药物（庆大霉素、环孢素A、甲氨蝶呤、顺铂等）、慢性肾盂肾炎、痛风肾病、梗阻性肾病等都是其常见原因。

（俞小芳）

什么是肾囊肿?

肾囊肿,是由各种原因导致肾脏形成的一个或者多个囊状的包块,里面大多包裹着液体。肾囊肿可分为单纯性和复杂性两类。单纯性肾囊肿较为多见,占所有病例的65%~70%,属于良性的病变,大多没有明显的临床症状;而复杂性囊肿相对比较少见,但它确实存在合并恶性肿瘤的可能性,需要仔细鉴别。

是不是所有肾囊肿均需治疗呢?单纯性肾囊肿的患者绝大多数没有明显的临床症状,建议定期复查,若出现如破裂、血尿、疼痛、腹部肿块、感染、高血压或影响日常生活等情况,可以在对症处理的同时采取超声引导下囊液穿刺抽吸、腹腔镜下肾囊肿去顶减压手术或肾囊肿切除术等。复杂性肾囊肿的患者,首先需要进一步检查(如增强CT、MRI、穿刺活检等)明确诊断,排除肾脏的恶性肿瘤或其他疾病。对于明确为恶性,或是囊肿分级高(通过影像学检查分为Ⅰ~Ⅳ共4级,级别越高越可能是恶性)的患者,需要进行手术干预,手术方式则需要根据病变的性质来决定。

(沈子妍)

药物为什么容易引起肾损害?

肾脏是人体的最重要的排泄器官,排出多余水分和代谢废物、毒物、药物。我们服用的大多数药物在体内并不蓄积,主要通过肝肠系统或者肾脏以原形或代谢产物的方式排出体外。和其他经过肾脏排出的物质一样,药物或其代谢产物在肾脏的排泄过程包括肾小球滤过、肾小管分泌和肾小管重吸收3个环节,药物或代谢产物通过不同方式都可能造成这3个环节中的任何一处损害,进而引起肾损害。如药物经过肾小球滤过时,可能引起肾小球滤过膜上产生有害的抗原抗体复合物,逐渐沉积可直接造成肾小球损害,甚至引起过敏性血管炎等其他部位损害。部分药物流经肾小管时,可由于酸碱度改变或者浓度较高等各种因素在小管中结晶、沉积,阻塞肾小管,引起肾小管上皮细胞直接损伤、炎症或坏死。药物通过肾小管后汇聚在肾乳头部位准备流入肾盏，此时肾乳头部位的药物浓度特别高，极有可能造成局部毒性增强，导致肾乳头损伤。综上所述，各种药物的代谢方式不同，因此引起肾损害的发病机制不同、毒性不同、作用部位不同。

（林静）

老年人的肾脏组织形态和功能有哪些改变？

1. 组织形态的变化

（1）肾小球：随着年龄的增加，功能健全的肾小球数目逐渐减少。肾小球硬化在40岁以后逐年增加，至80岁时硬化的肾小球可高达30%，且主要见于肾皮质。肾小球硬化与老年肾血管、毛细血管水平老化改变直接相关。

（2）肾小管：老年人肾小管数目减少。近曲小管主要表现为上皮细胞萎缩、脂肪变性，基底膜明显增厚；远曲小管主要变化是管腔扩张，常见憩室或囊肿形成，有调查显示，60岁以上老年人单纯性肾囊肿的发生率可高达14.35%。

（3）肾血管：肾动脉明显硬化，血管内膜增厚及轻度玻璃样变，可同时存在动脉粥样硬化。由于肾小球毛细血管袢的狭窄和闭塞，造成血液从皮质流向髓质。

2. 功能改变

（1）肾血流量减少：肾血流量与肾功能关系密切。正常人安静状况下每分钟有1000~2000ml血液流经肾脏，而到90岁时降至平均289ml。

（2）肾小球滤过功能减退：肾小球滤过率（GFR）代表肾小球滤过功能。临床工作中医生经常采用医学公式（如EPI公式、MDRD公式或Cockroft-Gault公式）计算肌酐清除率（CCr）来估算GFR。以最为简单的Cockroft-Gault公式为例：

$$CCr（ml/min）= \frac{（140-年龄）\times 体重（kg）}{Scr \times 72}（女性 \times 0.85）$$

CCr：肌酐清除率；Scr：血清肌酐，单位mg/dl

正常人GFR约为80~120ml/（min·1.73m²），而40岁以后GFR每年下降约1ml/（min·1.73m²）。从公式中可以看出，肾功能越差，肾小球滤过率越低，血清肌酐水平越高，血清肌酐水平与肾功能呈负相关。但是老年人肌肉萎缩，肌肉组织减少，内源性的肌酐产生减少，即使肾小球滤过率降低到正常的35%时，血清肌酐仍可维持在正常水平；而一旦发现血清肌酐水平升高，此时往往肾功能已严重衰退甚至衰竭。因此老年人的血清肌酐水平不能及时反映肾功能的减退，而必须采用公式法来计算肾小球滤过率。

（3）肾小管功能减退

①浓缩和稀释功能：健康老年人于50岁以后夜尿增多，尿比重逐渐降低，尿渗透压逐渐下降，即尿浓缩功能减退，限制饮水情况下尿液浓缩功能减退更为明显。同样老年人肾小管的稀释功能也明显减退，如饮用20ml/kg的水后，年轻人1~2小时即可通过尿液的稀释出现排尿峰值，而老年人不仅排尿量减少，排尿峰值时间也明显延迟。

②酸化功能：在正常情况下老年人可以维持机体的酸碱平衡。但是若体内的酸负荷增加，因老年人的肾脏排酸能力较年轻人明显降低而容易发生酸中毒。

③近端小管重吸收功能：老年人的近端小管对于葡萄糖和氨基酸等物质的重吸收能力减低，但由于肾小球滤过功能同时减退，尿糖和尿氨基酸等的排泄并未出现明显异常。

（俞小芳）

妊娠期肾脏有哪些生理变化？

（1）肾脏增大和尿路扩张：妊娠期肾脏体积增大，直径增加1~1.5cm，体积增加约30%，产后6个月恢复，肾脏的重量亦增加，体积和重量的增加是由于水分增加，肾的干重并不增加。肾盏、肾盂和输尿管在骨盆入口以上部位明显扩张，此变化在妊娠前3个月即可出现并日益明显，产后3个月恢复。尿路扩张导致尿潴留，增加了尿路感染的风险，易并发急性肾盂肾炎。

（2）肾小球滤过功能和肾有效血浆流量：肾小球滤过率（GFR）在妊娠4周时即明显升高，9~11周达到高峰，36周后开始下降，直至产后1~3个月恢复至正常水平。肾有效血浆流量在妊娠早中期升高更明显，至临产后开始下降。由于GFR增加，肌酐、尿素和尿酸的排出增加，所以妊娠期血肌酐、尿素和尿酸的水平是下降的。而妊娠期蛋白合成增加更使尿素的水平进一步降低。因此在非妊娠期妇女视为正常的化验数值至妊娠期可能就是肾功能损害。妊娠期血肌酐超过70.7μmol/L应视为异常。

由于妊娠期GFR的增加，尿蛋白的滤出随之增加，正常妊娠时24小时尿蛋白定量可达300~500mg。所以当妇女患有肾脏病时，妊娠后尿蛋白增加并不一定就是肾病的加重。但如果24小时尿蛋白定量>500mg应考虑为病理性；若在妊娠早期24小时尿蛋白定量>300mg应高度重视，这些孕妇易发生妊娠期高血压导致胎儿存活率降低、发育迟缓及早产。另外，葡萄糖、氨基酸和水溶性维生素的滤出也增加，加之妊娠期肾小管对这些物质的重吸收减少，可造成肾性糖尿和氨基酸尿。尿液中营养物质的增加是妊娠期易患尿路感染的另一重要原因。

由于肾小球滤过率和肾血浆流量的增加，使得妊娠期肾小球处于高灌注和高滤过状态，但这些生理性改变不会引起健康的肾脏发生器质性损害，但如果妊娠前已有一定程度的肾脏疾病和（或）高血压，即可引起继发性肾小球硬化，使肾功能恶化。

（3）水钠潴留：血浆容量在妊娠前3个月即开始增加，至中3个月末达到高峰，并以此维持到分娩，与非妊娠妇女相比，增加1~1.5L。水的增加较钠的增加相对更多些，因此妊娠妇女血钠浓度和渗透压均较非妊娠者低。由于水钠潴留常使孕妇发生下肢凹陷性水肿，这种水钠潴留、水肿为正常生理现象，不应限制钠盐摄入或使用利尿剂。

（4）高凝状态：妊娠期由于促凝物质合成增加，抗凝物质合成减少，因此可以出现生理性高凝状态。这是为分娩时胎盘剥离后创面能迅速止血所做的准备，但亦可能是促进先兆子痫、妊娠期肾功能衰竭发生以及慢性肾脏疾病恶化的原因。

（俞小芳）

妊娠对慢性肾脏病有何影响？

妊娠会影响肾脏病的自然病程，加重原有的肾脏疾病如肾小球肾炎、间质性肾炎、结缔组织病、遗传性肾炎、糖尿病、肾结石和肾囊肿等，使得妊娠期并发症增多及肾功能受累，故原有肾脏病变患者妊娠有一定风险，主张严格避孕或早期终止妊娠。妊娠对原有肾脏病变的影响主要取决于有无高血压和肾功能损害程度，而非所患肾脏病变的性质。不伴高血压和肾功能恶化的患者，除了孕期并发症可能增加外，无其他不利于胎儿和母体的影响，而且妊娠也不使原有肾脏病恶化。这些孕妇大多能足月妊娠。伴有高血压和氮质血症者，妊娠有可能使肾功能恶化。进行性肾脏疾病患者，不仅其受孕和胎儿存活能力降低，肾功能也进一步恶化。一般说来，血肌酐在132.6~221μmol/L，孕妇和胎儿预后尚可，但妊娠期间肾功能恶化、高血压发生率高，其中1/3恶化在产后不能恢复，故这些患者是否妊娠需慎重考虑。而孕前血肌酐大于265.2μmol/L，血尿素氮大于10.7mmol/L，一般难以足月妊娠，孕妇病死率非常高，故此类患者应严格避孕。

此外，妊娠对慢性肾小球肾炎的影响并不仅限于怀孕期，还应包括产后。因为有些患者是怀孕期间疾病并未加重，而在产后一段时间内恶化，其原因可能归咎于抚养孩子过于劳累和产后母体免疫反应的释放。所以产后应注意休息，在产后1~2年内还要继续密切监察病情，并及时做相应的治疗和处理。

（俞小芳）

慢性肾小球肾炎患者可以妊娠吗？

慢性肾小球肾炎患者允许妊娠的条件应为：①血压正常；②肾功能正常；③病情稳定；④肾活检病理类型属于微小病变性肾病、早期膜性肾病或轻度系膜增生性肾炎，没有明显的小管间质病变和血管病变。患者具备以上各条件越多，妊娠后母亲和胎儿的安全性越高，成功妊娠的可能性也越大。需要强调的是，即使上述4个条件均具备，妊娠后慢性肾小球肾炎仍可加重，因此患者要注意保养，主动配合医生监察病情，做到防病于未然。

（俞小芳）

妊娠对狼疮肾炎有何影响？

由于狼疮肾炎多见于育龄期的妇女，所以怀孕是否影响疾病进展成为人们十分关注的问题。目前可以肯定的是雌激素对系统性红斑狼疮（SLE）的进展有很大影响。妊娠期雌激素水平增加会引发和恶化SLE，尤其在怀孕3个月和产后。一般说来，如果SLE已有1年处于静止期，并且肾功能、血压正常，那么SLE恶化和损害婴儿健康的风险会降低；而怀孕前有蛋白尿、高血压者，可加重、恶化SLE。SLE对胎儿也有影响，它可造成胎儿死亡和流产。胎儿死亡主要由胎盘血栓形成引起。此外，母体的一些自身抗体可经血液循环进入胎儿而引起胎儿一过性或长久损害。一过性损害包括溶血性贫血、白细胞减少等，长久损害主要是对心脏的影响。

（俞小芳）

慢性肾脏病在国内外最新的患病率是多少？

人们对高血压、糖尿病这些慢性疾病已经非常熟悉，但是对慢性肾脏病这个称呼还相当陌生，殊不知慢性肾脏病已经成为生活中的隐形杀手，正日益威胁着我们的健康。

国外报道慢性肾脏病的患病率为9%~16%。我国成人肾脏病的患病率达10.8%，约1.2亿中国人患有慢性肾脏病。不同区域患病率也不尽相同，西南地区CKD患病率最高，达18.3%。更令人担忧的是，我国肾脏病患者的知晓率极低，仅12%。由于肾脏病早期无明显症状容易被人们忽略，待患者出现慢性肾病症状至医院就诊时往往属于慢性肾脏病中晚期，部分患者难以避免地需要接受血液透析或腹膜透析等肾脏替代治疗以延长生命。

（王一梅）

慢性肾小球肾炎有哪些危害？

慢性肾小球肾炎（慢性肾炎）在起病初期多数没有明显的不适，或仅有轻微的腰酸、腰痛，似乎并不直接影响患者的生活和劳动，容易被忽视。若延迟治疗或治疗不当，病情将不断进展，一旦发展到后期常常演变成尿毒症，将对自身机体和社会造成巨大的危害。尿毒症时含氮代谢产物和其他毒性物质不能排出，在体内蓄积，可引起多个器官和系统的病变：

（1）消化系统：体内堆积的尿素排入消化道，在肠内经细菌尿素酶的作用形成氨，可刺激胃肠黏膜引起纤维素性炎症，甚至形成溃疡和出血。患者常有恶心、呕吐、腹痛、腹泻、便血等症状。

（2）心、肺病变：水肿和肾性高血压长期作用于心脏可引起心力衰竭和肺水肿，患者会出现胸闷气急，无法走路及平卧的现象。

（3）造血系统：尿毒症时促红细胞生成素产生不足，加上各种毒素对骨髓造血功能的抑制，可导致贫血的出现。尿毒症患者还常出现血小板的减少和血小板的功能障碍，导致牙龈出血、鼻出血和消化道出血等。

（4）骨骼系统：尿毒症时，肠道吸收钙降低，造成患者的低血钙。长期血钙减少可引起骨组织普遍脱钙，出现抽筋、骨质疏松、骨痛等临床表现。

（5）皮肤：尿毒症患者皮肤比较干燥，呈灰黄色并伴瘙痒，瘙痒的原因目前还不清楚，可能与尿素对神经末梢的刺激有关。

若慢性肾炎未积极治疗而进展到尿毒症期，不管是做血液透析还是腹膜透析，每年的花费都要在8万元以上，这对于家庭和社会都是沉重的负担。即使慢性肾小球肾炎没有发展成尿毒症，也需要长期治疗，病情还经常反复，对患者和家庭也是巨大的精神和经济负担，其危害性是显而易见的。

（王一梅）

什么是世界肾脏日，为什么要定出这个日子？

慢性肾脏病已成为全球最可怕的"隐形杀手"之一，40岁以上人群慢性肾脏病的患病率为9%~10.6%，全世界有100多万人需要靠透析生存，且正以平均每年8%的速度增长。但肾脏病的知晓率和治疗率非常低，为了促进医务人员和广大群众对慢性肾脏病的重视，国际肾脏病学会（ISN）和国际肾脏基金联合会（IFKF）提出，每年3月的第二个星期四为"世界肾脏日"。2006年3月9日是第一个世界肾脏日，主题为"慢性肾脏病"，口号是"关爱健康，呵护肾脏——及早诊断，积极预防"。

肾脏病发病非常隐匿，且肾脏的代偿功能极其强大，即使肾脏功能损失50%以上的患者仍可能没有任何症状，再加上肾脏病患者由于对肾脏病防治知识缺乏，因此首次到医院就诊时往往发现病情已经到了晚期。肾病虽然可怕，但只要及早发现并治疗，肾功能衰竭的机会就会大大减少。每年进行一次尿液的检查，就能早期发现很多的肾脏疾病。

设立世界肾脏日的目的正是要提高大家的意识，做到肾病的早发现、早诊断和早治疗，强化个人和家庭对早期慢性肾脏病护理及治疗的认识，进而减少肾脏病这个沉默的"杀手"对个人和社会的影响。

（王一梅）

慢性肾小球肾炎会遗传吗？

慢性肾小球肾炎（慢性肾炎）分为原发性肾炎、继发性肾炎和遗传性肾炎。前两者不会直接遗传，但是子女得肾病的概率较正常人升高。常见的遗传性肾炎称为Alport综合征，又称为眼–耳–肾综合征，是一位名叫Alport的学者在1927年首次报道的，1978年在我国首次报道。这种疾病有不同的遗传方式，最常见的一种遗传方式与性别有关，即母亲患病传子也传女，父亲患病传女不传子。

Alport综合征发病年龄早，70%患者于10岁前发病，早期常无自觉症状，大多仅为无症状蛋白尿和持续性血尿，病情呈持续缓慢进展，待发现时病情已较严重。男性患者比女性表现严重，在20~30岁青壮年期常发生肾功能衰竭，大部分于40岁前死亡。女性患者病情较轻，可有正常寿限，但也可发展为尿毒症。

血尿是本病最突出的临床表现，所有患者都有镜下血尿，多数伴肉眼血尿，早期一般没有蛋白尿，随病程进展可逐渐出现。蛋白尿常和高血压同时出现，提示预后不良。神经性耳聋是本病的另一个特征表现，40%~60%的患者受累，男性多见，耳聋多呈双侧对称性。15%~30%的患者会出现眼部病变，主要包括晶状体和视网膜疾病。

Alport综合征的诊断可以依靠临床症状、家族史、特异的肾脏病理改变和基因学检查。目前没有特效的治疗方法，主要是对症治疗，患者应避免劳累、感染，慎用肾毒性药物，保护Alport综合征患者肾功能，延缓肾脏病进展。肾功能衰竭患者可行血液透析、腹膜透析和肾移植。

（王一梅）

慢性肾小球肾炎患者可以进行正常的工作和学习吗？

慢性肾小球肾炎（慢性肾炎）患者在发病期间应该卧床休息，一心一意地治病，只有这样才有可能控制疾病。相反，如果由于工作学习的原因没时间接受治疗，那将错失治疗疾病的良机，造成疾病的进展。还有一种患者在出院服药治疗期间，不注意休息，仍然熬夜学习或加班，那也会影响治疗效果，造成疾病的迁延不愈或复发加重。

慢性肾炎患者在疾病得到控制的前提下，还是可以进行正常的工作和学习的。这个前提具体有如下几点：肾功能正常；急性肾炎完全缓解2年以上；尿蛋白较少，1个（+）以下，尿中仅有少量红细胞；无高血压或高血压而尿蛋白<1g/d，可以正常工作和学习。但要注意不能过度劳累，也不要承受过大的心理压力，保持乐观的心态，注意饮食，预防感染，坚持随访，适度进行体育锻炼。即使是透析患者，只要状态良好，同样可以重返社会，服务社会，体现自己的价值。

可能有的患者有这样的疑问，上班肯定比在家休息要累，为什么还要提倡正常工作呢？因为长期在家休息的患者，容易过分关注机体感受，过分计较病情变化，一旦受到消极暗示，就迅速出现抑郁心境，有时还可产生悲观厌世之感；有部分患者会觉得自己是家庭的包袱和累赘，长期有负罪感；还有的患者则出现了性格的变化，变得急躁、固执而不讲道理，导致家庭不和睦，对疾病本身十分不利。如果患者能参加一些适度而力所能及的工作，心理上会出现满足感，人也会变得自信而乐观，分散对疾病的注意力，改善家庭经济条件，对疾病的治疗和康复都有利。

（王一梅）

慢性肾小球肾炎患者可以结婚生孩子吗？

慢性肾小球肾炎（慢性肾炎）患者在疾病控制的前提下可以结婚和生孩子。结婚后要注意饮食调理，适度进行体育锻炼，增强体质以防复发，也需要防止性生活过度。如果在尚不稳定的情况下结婚，对疾病是不利的，常会引起反复发作，从而使病情恶化。对于男性患者，在药物治疗期间最好不要生育，但在药物停用且疾病稳定的情况下可以生育后代。女性患者生育的要求更加严格，对于她们而言，生孩子是一个很大的挑战。因为一旦怀孕，肾脏负担会明显加重，容易出现肾功能减退，严重的可能出现尿毒症，并可引起流产、早产、胎儿发育不良等。所以患者应咨询医生，根据肾脏病的程度和症状决定是否可以妊娠。女性患者妊娠的前提是症状和体征全部消失，肾功能正常，尿常规检查中蛋白、细胞、管型全部消失，并且在停药后2年内没有复发现象。

研究显示，血压正常且肾功能正常的女性患者，妊娠的成功率可达95%以上。相反，大量蛋白尿、高血压和肾功能异常的女性患者不宜怀孕。患者怀孕后，需要产科医生和肾脏科医生共同密切随访，注意增强其机体抵抗力，避免各种感染，定期检查肾功能。每次产前检查都要观察浮肿和体重增加的情况，测血压，检查尿蛋白等。患者在第一次妊娠后最好做绝育手术，即使第一胎不幸夭折也不要冒险再次怀孕。临床已经证明，每怀孕一次都会使肾炎病情加重，缩短患者的寿命。

（王一梅）

无症状性蛋白尿、血尿需就诊吗？

无症状性蛋白尿和血尿，通常称为隐匿性肾小球疾病。因为没有水肿，高血压等临床症状，往往被人忽视。隐匿性肾炎真的不用治疗吗？当然不是。

为探寻无症状蛋白尿和（或）血尿患者的肾脏临床和病理特点，有学者曾对符合该种情况的96例患者行肾脏穿刺，其结果令人惊讶：系膜增生性肾炎55例，IgA肾病27例，局灶节段性肾小球硬化3例，膜性肾病4例，新月体性肾小球肾炎7例。这些患者都需要及时治疗，避免恶化为肾功能不全。由此可见，症状和病变不是绝对平行的，临床上出现的无症状性蛋白尿和血尿不能忽视。

如果是单纯的镜下血尿，可能是肾炎，也可能是非肾性疾病，因此首先要排除全身性疾病、妇科疾病等。在肾性疾病中要依靠超声、相差显微镜等技术，排除尿路结石、肿瘤、尿路感染等常见疾病，在排除了上述疾病后才能确诊为肾小球肾炎。表现为单纯镜下血尿的患者一般预后较好，很少会进展到尿毒症。

对于单纯性蛋白尿者，更要注意随访，因为蛋白尿是肾功能恶化的危险因素。若每天蛋白尿大于1g的患者，建议行肾组织活检；若小于1g，可以在门诊随访，予对症处理，每月检测尿常规，监测疾病的变化。

（王一梅）

IgA肾病的预后与哪些因素有关？

IgA肾病患者的10年存活率为80%~90%，在确诊20年后有20%~30%患者会发展成尿毒症，诊断后每年有1%~2%患者进入肾衰终末期。

很多患者在发现肉眼血尿后会非常害怕，觉得肾脏都出血了，自己得的这个病一定很严重，肯定会变成尿毒症，其实血尿发作的严重性和频率与IgA肾病预后无直接关系。因为一般而言，IgA肾病发展缓慢，出现肾功能衰竭的可能性较其他肾病小。有些患者尽管出现轻、中度肾功能损害和高血压而寿命基本正常。当然，患者也不能对这个病掉以轻心，因为毕竟有20%~30%的患者可能会发展成尿毒症，所以应该坚持随访、坚持规范的治疗，千万不要自行停药、改药或少吃药。

影响IgA肾病预后的因素有：①患者的性别：女性患者的预后较男性为好。②起病年龄：一般儿童的预后要好于成人，尤其是40岁以后发病的患者预后较差。③起病时肾小球滤过率减少，患者已经有肾功能损害的预后较差。④尿蛋白少的患者预后较好。⑤血压正常患者的预后要比高血压患者好。⑥以下肾脏病理变化提示预后较差：弥漫性、增生性肾小球损害伴有节段性或弥漫性新月体形成，局灶性、节段性肾小球硬化或肾小管萎缩，微小动脉硬化，血管壁增厚，间质纤维化，末梢毛细血管处IgA、C3沉积等。

（王一梅）

肾性高血压有哪些危害？

由肾脏疾病引起的高血压称为肾性高血压。肾血管性高血压占所有高血压病例的5%~10%。肾性高血压又可分为两类：一种为肾实质病变，另一种为肾血管病变。大概70%的肾病患者伴发高血压。肾性高血压的危害和原发性高血压相似，主要是对心脏、脑和血管的损害：

（1）对心脏的影响：由于血压升高，左心室的阻力上升，长期处于超负荷状态，左心室因代偿而逐渐肥厚、扩张，心肌耗氧量增加，心肌重量增加，同时高血压损害冠状动脉，逐渐使冠状动脉发生粥样硬化，此时的冠状动脉出现狭窄，供应的血液减少。两者合力作用，会导致心律失常、心绞痛、心肌梗死、心力衰竭等。据调查，非高血压者左室肥厚的发生率是1.1%~9%，而高血压患者合并左心室肥厚的占23%~30%，高血压所致的冠心病是血压正常者的2~4倍。

（2）对脑的影响：在长期的高血压作用下，脑部的小动脉会出现硬化，管壁增厚，管腔狭窄，容易形成脑血栓。微小血管堵塞，形成腔隙性梗死，可以导致脑萎缩进而引起痴呆。因为脑血管结构比较薄弱，在发生硬化时更为脆弱，容易在血压波动时出现痉挛，继而破裂导致脑出血。这些脑卒中（出血、血栓和腔隙灶）的发生和血压有密切的关系。现在已经证明降压治疗对于降低脑卒中发生率非常有效，如果舒张压下降5~6mmHg，卒中发生率能下降约40%。

（3）对周围血管的影响：由于血管病变使氧和营养物质向周围组织转运减少，出现以痛性痉挛和疼痛为特征的间歇性跛行。静息痛常发生于动脉栓塞后。早期表现为肢体皮温下降，足部发凉，上举后变苍白，下坠后发紫，静脉充盈迟缓，足背动脉搏动消失。后期皮肤变薄、萎缩，毛发脱落，最终出现溃疡和坏疽。

（王一梅）

什么是急性肾损伤？

急性肾损伤是指各种原因引起的肾功能急骤、进行性减退而出现的临床综合征。一般都经过少尿期（或无尿期）、多尿期和恢复期3个临床阶段。少尿期在10天左右，主要表现为尿量减少（每天小于400ml），全身水肿，食欲减退，恶心呕吐，胸闷气急等症状。抽血化验可发现尿素氮、肌酐、尿酸、血钾的升高等。多尿期的尿量常在2000ml/d以上，历时2周左右，会出现因大量水分和电解质的排出，可出现脱水，低钾、低钠血症等，如果不及时补充，患者可死于脱水和电解质紊乱。进入恢复期后血清尿素氮、肌酐水平恢复至正常，肾小管上皮细胞进行再生和修复。急性肾损伤患者的肾功能多能逐渐恢复，少数患者可遗留不同程度的肾脏损害。急性肾损伤的原因主要有以下3种：

（1）肾前性因素：主要指各种原因引起血容量绝对或相对不足而导致肾脏严重缺血、肾小球灌注不足，肾小球滤过率降低。常见原因有心脏疾病如急性心肌梗死、心律失常、心力衰竭、心包填塞等；出血性休克如消化道大出血、外伤和手术大出血、产后大出血、宫外孕大出血等。

（2）肾性因素：主要为急性肾小管坏死，病因有严重脱水、失血引起的缺血性急性肾小管坏死；药物如庆大霉素等、甘露醇、造影剂以及生物毒素（蛇毒、鱼胆）和重金属引起的中毒性急性肾小管坏死；原发性肾小球疾病如急进性肾炎，继发性肾炎如狼疮肾炎、过敏性紫癜性肾炎；急性间质性肾炎、肾血管疾病也可引起急性肾衰竭。

（3）肾后性因素：主要由尿路梗阻引起，原因有结石、血块、肿瘤压迫、磺胺及尿酸结晶等。

（王一梅）

有些慢性肾小球肾炎为什么会出现急性肾损伤？

慢性肾小球肾炎（慢性肾炎）的病情常常会突然加重，甚至出现急性肾损伤。有哪些原因会使病情加重呢？

（1）细菌或病毒感染：这是最常见的原因，包括感冒、尿路感染、扁桃体炎、支气管炎、肺炎、皮肤的疖疮等。

（2）过度劳累：包括参加重体力劳动、剧烈运动、熬夜加班、房事过度等，均可导致慢性肾炎病情加重。

（3）使用肾毒性药物：如庆大霉素、青霉素、头孢菌素、止痛药、造影剂、化疗药、两性霉素B、龙胆泻肝丸等，损害肾小管和肾间质，加重病情。

（4）肾前性因素：如腹泻、呕吐、消化道大出血、手术、心功能不全等因素导致肾脏血流减少和尿量的减少。

（5）肾后性梗阻：如结石、肿瘤甚至血块、尿中的结晶、严重的前列腺肥大等都可引起急性的尿道梗阻，尿液无法排出，机体内各种毒素迅速积聚而发生急性肾功能衰竭。

（6）其他：如患者自行停药、水电解质紊乱、肾静脉血栓形成、肾动脉栓塞、怀孕等，也可引起慢性肾炎的急性加重。

慢性肾炎患者出现急性肾损伤时，最重要的是找出诱因，并做相应的处理，这样，肾功能有希望恢复到急性加重前的水平。但也有部分患者的肾功能无法恢复，变成慢性肾功能衰竭，最后必须依靠透析生存。

（王一梅）

什么是心肾综合征？

在人群中，心脏、肾脏疾病极为常见且常常同时存在，当二者共存时显著增加疾病的复杂程度、医疗费用及患者死亡率。此外，心脏疾病常与肾功能恶化密切相关，反之亦然，因此提出心肾综合征的概念。2008年威尼斯会议上，急性透析质量倡议组织（ADQI）评估小组结合肾脏病学、重症医学、心脏外科与内科学及流行病学专家意见后发布共识指出，心肾综合征（cardio-renal syndrome，CRS），指在病理状态下，心脏和肾脏间任何一个器官发生急性或慢性功能损害，而导致另一器官也发生急性或慢性功能损害。

（聂宇昕）

肾淀粉样变性的预后如何？

肾淀粉样变的临床表现主要是蛋白尿、血尿、白细胞尿、管型尿、肾静脉血栓形成、高血压、急性和慢性肾功能不全、水肿、肾性糖尿等。治疗主要包括化疗、对症治疗、支持治疗、替代治疗和手术治疗。对继发性淀粉样变主要强调病因治疗。

原发性淀粉样变属全身性病变，预后很差，最后多因器官衰竭而死亡，其中以肾衰竭和心脏病变而死亡多见。尿毒症患者采用替代治疗后，其预后显著改善，存活期延长。肾移植患者5年存活率为50%~70%。

继发性淀粉样变的预后，首先取决于患者基础疾病的性质，如多发性骨髓瘤的患者存活期短，其次与淀粉样变进展的速度也有重要关系。

（薛宁）

多囊肾的预后怎样？

多囊肾通常分为常染色体显性多囊肾病（ADPKD）和常染色体隐性多囊肾病（ARPKD），以前者居多，是最常见的单基因遗传性病。本文主要介绍的ADPKD全球患病率为1/400~1/1000，我国约有150万患者。目前已知引起ADPKD的突变基因主要有2个，分别命名为PKD1和PKD2，以PKD1突变居多，约占80%且临床表现更为严重。PKD1基因突变引起的ADPKD患者进展至尿毒症的平均年龄为53岁，PKD2基因突变导致尿毒症的平均年龄为69.1岁。少数ADPKD患者在少儿时就出现临床表现，即使其父母是在成年后发病。与许多其他肾脏疾病一样，ADPKD在黑人患者中的进展迅速，约提早10年发病。

影响多囊肾预后的因素包括基因型、年龄、发病时间、高血压、血尿、蛋白尿、尿路感染、囊肿大小等。对可控因素应积极防治，同时建议多囊肾患者日常生活中尽量避免摄入含咖啡因的饮料，避免应用肾毒性药物，注意休息。多数早期患者无须改变生活方式或限制体力活动，当囊肿较大时应避免剧烈体力活动或腹部受创,以免囊肿破裂出血。积极治疗尿路感染和控制高血压可延长 ADPKD 患者寿命。

（薛宁）

肾小管间质性疾病的预后怎样,能引起肾衰竭吗?

除肾小球肾炎(或肾病)外 肾小管间质疾病也是引起肾功能不全和肾功能衰竭的常见原因。由于既往对此类疾病认识不足,常延误诊治,患者可死于肾功能衰竭。若能做到早期诊断,多数急性小管间质疾病的预后良好。如药物所致的急性过敏性间质性肾炎,当停用药物同时配合糖皮质激素治疗,肾功能可以很快恢复。但若肾活检提示肾小管有较多坏死,间质炎症细胞弥漫浸润同时累及肾小球和血管者,提示预后不良,且常留有不同程度肾功能不全,甚至需要早期进行透析治疗。慢性小管间质疾病患者当出现明显症状而就诊时常已有不同程度肾功能不全,治疗效果较差,易发展为不可逆性肾功能衰竭。

（俞小芳）

病因篇

◆ 慢性肾小球肾炎的病因及发病机制是什么？
◆ 肾性水肿的发病机制是什么？
◆ 肾病综合征的分类和常见病因是什么？
◆ 糖尿病肾脏疾病的发病机制是什么？
◆ 过敏性紫癜性肾炎的病因及发病机制是什么？
◆ ……

慢性肾小球肾炎的病因及发病机制是什么？

慢性肾小球肾炎（慢性肾炎）的发病有很多因素，如感染（如上呼吸道感染、消化道感染和泌尿系统感染）、自身免疫功能紊乱（如系统性红斑狼疮）、某些药物（如青霉素、止痛药和某些中药）、食物（如海鲜导致的过敏）、遗传（如多囊肾、系统性红斑狼疮、IgA肾病）和环境（某些有机溶剂）等，其中免疫机制几乎参与了各种病因导致的发病过程。

免疫机制包括两种方式：体液免疫和细胞免疫。体液免疫主要由B淋巴细胞产生的抗体与外来的抗原或者自身的抗原结合形成免疫复合物，并且在肾脏沉积导致发病；细胞免疫则由T淋巴细胞或单核巨噬细胞侵犯肾脏，并触发免疫反应导致肾脏损伤。与免疫机制密切相关的还有炎症反应，无论是体液免疫还是细胞免疫，在免疫反应过程中会产生大量的炎性细胞和炎性因子。在正常情况下，这些炎性细胞和炎性因子会杀灭外来的细菌和病毒，但在异常的情况下，它们杀灭自身的肾脏细胞，形成肾炎。

在慢性肾炎的发展过程中，一些非免疫因素也起了重要作用，如高血压、高血脂、蛋白尿等，这些因素均可以加重肾脏损害，这就是在治疗肾炎过程中除了使用激素和免疫抑制剂，往往还需要降血压、降血脂和降蛋白的原因。

（朱加明）

肾性水肿的发病机制是什么？

水肿的原因很多，因而发生机制也不尽相同。肾性水肿的发生与下列几个因素有关：①肾小球原发性损害引起肾小球滤过率下降，而肾小管特别是远曲小管重吸收能力上升，导致水钠潴留。②因肾小球基底膜通透性增加，大量蛋白从尿中丢失，以致血浆蛋白和渗透压降低，血管内水分移向组织间隙，引起水肿。③血管内水分移向组织间隙，导致有效循环血容量降低，有效循环血容量降低及心搏出量下降又可激活神经、内分泌的调节反射，导致交感神经张力升高、儿茶酚胺分泌增加、肾素–血管紧张素–醛固酮系统活性增高、抗利尿激素分泌增加，进一步引起肾小球血流量、滤过率下降及肾小管重吸收增多，导致继发性水钠潴留。水钠潴留使血容量增多，毛细血管内压相应增高，使毛细血管内液过多地移向组织间隙导致水肿。④炎症导致全身毛细血管通透性增加，也是水肿形成的一个因素。

（袁敏）

肾病综合征的分类和常见病因是什么？

肾病综合征按病因可分为原发性肾病综合征和继发性肾病综合征。按病理类型可分为：微小病变肾病、系膜增生性肾小球肾炎、局灶节段增生性肾小球硬化、膜性肾病和膜增生性肾小球肾炎。

原发性肾病综合征的病因不是很明确，通常认为是自身免疫功能紊乱导致，可以被感染等因素诱发。继发性肾病综合征的病因可以分为免疫性和代谢性两大方面：免疫性因素如系统性红斑狼疮可以导致狼疮肾炎；过敏性紫癜可以导致紫癜性肾炎；抗中性粒细胞胞浆抗体（ANCA）相关性小血管炎可以导致血管炎性肾损害；乙肝可以导致乙肝相关性肾炎；肿瘤可以导致肿瘤相关性肾病；这些疾病导致的肾病在临床上均可以表现为肾病综合征。代谢性因素则包括糖尿病、肥胖等，前者可以导致糖尿病肾脏疾病，后者可以形成肥胖相关性肾病，这些肾病也可以表现为肾病综合征。

（朱加明）

糖尿病肾脏疾病的发病机制是什么？

糖尿病肾脏疾病的发病机制比较复杂，现代研究认为，遗传背景、血流动力学改变、代谢紊乱、免疫因素均参与了糖尿病肾脏疾病的发病过程，其中以代谢紊乱（包括高血糖、高血脂、高血压、高尿酸、肥胖、胰岛素抵抗等等）最为关键。

（1）遗传背景：糖尿病是一种多基因遗传疾病，无论是1型糖尿病还是2型糖尿病，是否出现糖尿病肾病均与个体的遗传背景有一定关系，有的患者尽管血糖血压均控制很好，但仍然出现糖尿病肾脏疾病，而有的患者尽管多年血糖控制不佳，却不发生糖尿病肾病，这说明个体的遗传背景对糖尿病肾脏疾病的易感性不一样。不同的人种和种族糖尿病肾脏疾病发病率并不一样，譬如亚洲人群比高加索人有更高的发病率，这也说明遗传背景参与了糖尿病肾脏疾病的发病过程。但遗传背景是无法改变的，因此目前的治疗都不是针对遗传背景的。

（2）血流动力学改变：血流动力学在糖尿病肾脏疾病的发病早期即已改变，对该病的形成起了重要作用。血流动力学的改变主要体现在肾小球内"三高"，即高灌注、高滤过和球内高压，这些因素使得肾小球承受了更高的工作负荷，如果肾小球长时间处于这种高负荷状态，那么肾小球就会变得肥大、血管网开放的表面积增加、血管基底膜变厚和通透性增加，进而出现蛋白尿和肾小球硬化，形成糖尿病肾脏疾病。所以糖尿病肾病的治疗很多就是针对血流动力学改变的，尽量减轻肾小球"三高"状态，减轻肾小球的工作负荷，从而保护肾功能。

（3）代谢紊乱和胰岛素抵抗：代谢紊乱包括糖、脂、蛋白等代谢过程，高血压也参与其中，其中以糖代谢紊乱最为根本，对于2型糖尿病而言，胰岛素抵抗则是引起代谢紊乱的中心环节。糖尿病的最基本病理生理改变就是糖代谢出了问题，血糖高出了正常范围，而血液中过高的葡萄糖是有毒性作用的，称之为"糖毒性"，主要是因为过多的葡萄糖形成或者激活了一些有害物质，如山梨醇、非酶糖基化终末产物、转化生长因子 β、血管内皮生长因子等，这些物质会损害肾小球和肾小管，形成糖尿病肾脏疾病。高血糖往往伴随着高血脂和高血压，它们一起加重了肾脏损害。所以，治疗糖尿病肾脏疾病就是要针对高血糖、高血压、高血脂等采取办法。

（朱加明）

过敏性紫癜性肾炎的病因及发病机制是什么？

过敏性紫癜好发于儿童，其中80%~90%的发病年龄在7~13岁，2岁以下罕见。随着年龄增长，发病率逐渐降低，是一种全身性的血管炎疾病。过敏性紫癜性肾炎是过敏性紫癜在肾脏的表现。可能的病因有：①感染：如细菌、病毒、衣原体或寄生虫感染，引起全身过敏。②药物：如使用抗生素、磺胺类、异烟肼、巴比妥、碘化物等引起过敏。③食物：如乳、鱼、虾、蟹、蛤等引起过敏。④化学制剂：如接触某些房屋装修材料、新家具散发的化学制剂气味、染发剂等。⑤其他：如花粉、虫咬、寒冷刺激等。

过敏反应导致免疫复合物形成，后者进一步造成肾脏、肠道、皮肤等小血管发生过敏性血管炎，其中肾脏的免疫损伤就是过敏性紫癜性肾炎。其中IgA在紫癜性肾炎的发病中可能占有重要地位。因为某些患者急性期血里的IgA会增高，肾小球毛细血管袢和系膜区IgA沉积也是紫癜性肾炎的特点。

（傅辰生）

狼疮肾炎的病因及发病机制是什么？

狼疮肾炎是系统性红斑狼疮这一全身性疾病在肾脏的表现。系统性红斑狼疮是一种自身免疫性疾病，可能的病因有很多，既包括遗传的因素，也包括环境的因素，还与患者体内的激素水平变化有关。

（1）遗传：系统性红斑狼疮的近亲发病率为5%~12%；异卵孪生的发病率为2%~9%，同卵孪生则高达23%~69%，这是本病与遗传有关的有力证明。但是，与系统性红斑狼疮有关的遗传基因已经发现多个，说明这一疾病的遗传易感性不是由单个基因掌控的，而是多基因的。

（2）环境因素：包括紫外线照射、某些药物、过敏、感染、社会心理压力等。最常见的紫外线照射就是日晒，40%的系统性红斑狼疮患者有日光过敏。容易引起光过敏的食物有芹菜、马兰头、柠檬、黄泥螺等。可能会引起药物性狼疮的药物有青霉胺、磺胺、普鲁卡因胺、氯丙嗪、异烟肼等。

（3）激素：主要指雌激素、泌乳素等，所以育龄女性是狼疮肾炎的高发人群。

这些可能的病因造成患者体内免疫系统功能紊乱，不能识别自身组织、细胞或某些抗原，产生针对自身组织、细胞、抗原的抗体、免疫细胞或炎性因子，引发全身各脏器免疫损伤。

狼疮肾炎主要的发病机制是：针对自身抗原的抗体与自身抗原结合，形成的抗原抗体复合物在肾小球、肾小管-间质和小血管沉积，并进一步造成肾脏的免疫损伤。另外狼疮肾炎的患者常常有高血压和凝血功能异常，这些也会加重肾脏的损害。

（傅辰生）

ANCA相关性肾炎的病因及发病机制是什么？

系统性血管炎顾名思义是一种血管炎性病变，可累及大血管、中血管和小血管，而肾脏是一个血管丰富的器官，所以也就是血管炎最常见的受累器官，引起肾小球肾炎。在累及小血管的显微镜下多血管炎、韦格纳肉芽肿和累及中等血管的变应性肉芽肿性血管炎的病例中，部分患者的血清中抗中性粒细胞胞浆抗体（ANCA）为阳性，故这类患者的肾炎又称之为ANCA相关性肾炎。系统性血管炎是一种自身免疫性疾病，就是机体存在自身抗体，这些自身抗体引起免疫系统被激活，产生炎症反应。ANCA就是一种自身抗体，在细胞内有两种分布形式：在胞浆内均匀分布的称为C-ANCA，这些抗体通常直接对抗丝氨酸蛋白酶（PR3），在韦格纳肉芽肿中多见；另一种环绕着细胞核分布，为P-ANCA，为直接对抗髓过氧化酶（MPO）的抗体，多见于微型多动脉炎。ANCA主要能够引起免疫系统中的中性粒细胞的激活，被激活的中性粒细胞会产生一些自由基，损伤血管内皮。有研究表明，在ANCA阳性的血管炎患者中，被激活的中性粒细胞数目增多并且和疾病的严重程度呈正比。

虽在原发性小血管炎中ANCA的致病作用有大量的资料，但这些资料目前尚未证明ANCA自身抗体的起源系原发抑或继发，也尚未产生一个完整的血管炎模型。目前ANCA对血管炎发病的可能机制解释如下：当中性粒细胞处于静息状态时，蛋白酶3等存在于胞浆嗜苯胺蓝颗粒内，与血清抗体难以接近。然而当并发感染时会引起炎性细胞因子如IL-1、TNF-α被释放，它们能激活中性粒细胞，使蛋白水解酶（PR3及MPO）转移至细胞膜表面与细胞外的ANCA相互作用（存在于易患个体中），导致中性粒细胞脱颗粒。这种被激活的中性粒细胞可增加黏附分子的表达，并附着及破坏各种血管床的内皮细胞，增加炎症介质的补体，包括蛋白水解酶及反应氧离子，引起血管炎。

（吉俊）

抗肾小球基底膜肾炎的病因及发病机制是什么？

抗肾小球基底膜肾炎又称为急进性肾炎Ⅰ型，抗肾小球基底膜（GBM）抗体是本病的基本病因。抗GBM抗体和肾小球基底膜上相应的抗原结合，目前已经证实抗原位点位于基底膜的胶原Ⅳ分子中。抗原抗体结合后在肾小球基底膜上形成免疫球蛋白的沉积，造成肾小球基底膜断裂，肾小球基底膜的选择性滤过作用被破坏，原来血浆和血管中单核巨噬细胞大量逸出到肾小囊内，引起自身免疫炎症反应，促使肾小球内新月体的形成和系膜基质增生，引起急性进行性肾功能衰竭。当存在抗肾小管GBM抗体时，可以出现大量肾小管上皮脱落，部分肾小管发生坏死性改变，加重肾功能减退。

（吉俊）

IgA肾病的主要发病机制是什么？

IgA肾病的主要发病机制目前仍未完全阐明，主要包括以下两种：

（1）IgA肾病的免疫荧光特点是以C3和IgA在系膜区的沉积为主，提示本病可能是由于循环免疫复合物沉积在肾小球系膜区，通过激活补体旁路引起该病。许多IgA肾病患者起病时常有呼吸道或胃肠道症状，提示本病是一种黏膜免疫系统疾病。患者血中可检测出抗多种病毒、细菌和食物抗原的IgA抗体。一些患者在呼吸道或胃肠道感染时往往会很快出现肉眼血尿或镜下血尿加重。

（2）IgA肾病患者血中IgA分子异常。正常人IgA1分子铰链区存在O型糖基化，由于环境因素和遗传因素的影响，IgA患者血清中的IgA1的O-聚糖链出现异常，它的唾液酸和β1,3-半乳糖缺陷，糖基化异常的IgA1分子易于发生自身聚合或与其他免疫球蛋白结合，从而形成血清中的大分子聚合物。这种大分子聚合物一方面逃避了肝脏的清除，另一方面又容易在肾脏沉积。沉积于肾脏中的异常的IgA1大分子聚合物使系膜活化，激活补体，诱发一系列炎症反应，从而导致肾脏的损害。目前认为血清IgA1分子的糖基化异常可能是IgA肾病发生发展的关键因素。

（刘红）

肾淀粉样变性的分类及发病机制是什么？

淀粉样变是由"淀粉样蛋白"沉积于组织并致组织损害所引起的一种临床综合征。各种淀粉样变均可造成多系统组织或器官的结构和功能损害，引起一系列临床表现，并伴有难以控制甚至致命的慢性炎性病变，尤以肾脏、心脏、神经、消化等系统淀粉样变病情严重，预后较差。

淀粉样变性的分类主要有如下几种：

（1）AL型淀粉样变：原发性淀粉样变，最为常见，但病因不清楚。

（2）AA型淀粉样变：继发性淀粉样变，其病因主要有结缔组织病或自身免疫性疾病、肿瘤、慢性感染、代谢异常、生物材料刺激等方面。

（3）AF型淀粉样变：为遗传性淀粉样变。

（4）Aβ2M：透析相关性淀粉样变。

肾淀粉样变性的发病机制，主要有如下几种：

（1）淀粉样蛋白形成的机制：淀粉样蛋白形成的最终过程是细胞外基质中淀粉样原纤维的形成，其关键在于前体蛋白在细胞外发生错误折叠，稳定性降低，具有形成病理构象的倾向，进而形成不溶解的毒性蛋白聚集物。

（2）淀粉样蛋白引起组织损伤的机制：目前尚有争议。有学者认为，淀粉样蛋白通过毁减正常的组织结构或与组织受体结合而影响脏器功能。

（薛宁）

原发性干燥综合征为什么会损害肾脏？

原发性干燥综合征是一种以侵犯唾液腺、泪腺等外分泌腺体为主的慢性、系统性的自身免疫性疾病，它的确切病因尚不明了，可能与遗传、病毒感染、性激素、自身免疫有关，可累及多种内脏器官，其中肾脏的损害比较常见。在肾脏损害中，最常见的是肾小管间质性损害，如肾小管酸中毒、肾性尿崩症等。由于肾小管被认为是内脏器官中具有外分泌腺体结构的组织，因此其发病机制类同于其他外分泌腺体。而血清中存在的大量抗体形成免疫复合物，沿肾小球基底膜、系膜及肾小管基底膜沉积，又会引起肾小球性损害。可以说，细胞免疫和体液免疫共同介导了原发性干燥综合征肾损害的发生和发展。

（於佳炜）

类风湿关节炎为何引起肾损害？

类风湿关节炎是一种以侵蚀性关节炎为主要表现，累及多关节炎性结缔组织病，可侵犯全身各个脏器。它可出现在任何年龄，高峰为20~40岁，男女之比为1∶4。全球患病率为0.5%~1%，我国大陆地区患病率为0.42%，其伴发肾损害的发生率为20%~100%。

类风湿关节炎肾损害的原因大致可分成3类：

（1）原发于类风湿关节炎的免疫反应：类风湿关节炎所致免疫反应，形成循环免疫复合物，沉积于各个组织中引起膜性肾炎、系膜增生性肾炎、新月体肾炎及坏死性血管炎等。这就是原发于类风湿关节炎的免疫病变。

（2）继发于类风湿关节炎药物肾损伤：部分治疗类风湿关节炎的药物可导致肾损害。如金制剂引起的肾小管损害及膜性肾病等；青霉胺可引起膜性肾炎、新月体肾炎、微小病变等肾小球疾病；非甾体类抗炎药可导致急性间质性肾炎，甚至肾小管坏死。

（3）肾淀粉样变：长期、严重类风湿关节炎患者中约20%可并发继发性淀粉样变，以大量蛋白尿、低白蛋白血症等肾病综合征为表现，是类风湿关节炎患者寿命缩短的主要原因之一。

（薛宁）

恶性肾小动脉性肾硬化的发病机制是什么？

恶性肾小动脉性肾硬化是恶性高血压造成的肾脏损害。其发病的机制尚未完全阐明，但是毋庸置疑，明显、剧烈的血压升高对血管壁产生的机械性应力是本病发病的关键。这种应力可以造成肾小动脉的纤维素样坏死和增生性动脉内膜炎，从而产生恶性小动脉肾硬化。但是单有严重高血压对血管壁的机械应力未必足够，研究证明有些患者还需要其他因素的参与，才会由良性高血压转变为恶性高血压，从而发生恶性小动脉肾硬化。而且，这些因素在不同的患者可能是不一样的，比如肾素-血管紧张素系统的激活、加压素水平的升高、局部凝血、前列环素合成减少、细胞内钙含量增加、低钾饮食等。

肾素-血管紧张素系统是体内一个内分泌激素系统，肾素是一种产生于肾脏的酶，它可以催化血浆糖蛋白血管紧张素原，生成血管紧张素Ⅰ。在血管紧张素转换酶的催化下，活性很弱的血管紧张素Ⅰ又会转变为活性很强的血管紧张素Ⅱ。血管紧张素Ⅱ通过与受体结合发挥其血管活性效应，其中Ⅰ型受体最重要，血管紧张素Ⅱ通过Ⅰ型受体使血管收缩、肾小球灌注压升高和基底膜通透性增加。肾素-血管紧张素系统激活是很多肾脏疾病发病的重要机制之一，其在恶性小动脉肾硬化的发生发展中也占有重要地位。

（傅辰生）

慢性心力衰竭患者发生心肾综合征的机制是什么？

根据现有的研究结果及理论推测，慢性心力衰竭（CHF）患者发生心肾综合征（CRS）的机制可能与以下几方面因素有关：

（1）肾功能的生理性变化：随着年龄增长，肾脏功能逐渐下降。随年龄增高的肾小球硬化率通常可达10%~30%，健康80岁老人的肾小球滤过率仅为青年人的1/2~2/3。心衰时，其对CHF中有害因子的敏感性增加，肾脏仅存的功能性肾单位会突然减少，加速肾小球硬化过程，从而使肾功能急剧恶化，甚至从此发展为肾衰竭。

（2）共同致病因素：CHF的常见病因和危险因素如高血压、糖尿病、血脂紊乱及动脉粥样硬化等也是发生肾功能不全的危险因子。在中国和欧美国家，冠心病和高血压占CHF患者病因中的绝大部分。在美国，慢性肾功能不全的病因中糖尿病肾病占第一位，高血压排在第二位。因此，在CHF的发生发展过程中，其致病因素同样可引起肾脏结构和功能的改变，最终导致心肾综合征。

（3）CHF中血流动力学及神经体液异常：血流动力学异常和多个神经体液系统，如交感神经系统（SNS）、肾素-血管紧张素-醛固酮系统（RAAS）的过度激活在心衰的发生和进展中扮演着极为重要的角色。长期异常对肾脏的结构和功能有重要影响。Maxwell等认为，心衰时的血流动力学异常，使肾脏血流量明显减少，GFR下降，血肌酐和尿素氮水平升高，如果灌注压降的很低，可发生肾小管坏死。但这不能解释所有心力衰竭引起的肾功能恶化，因为大多数心衰住院患者体内容量负荷增加，中心静脉压增加，外周组织血液灌注良好，高血压多见。Forman等研究发现，37%~55% CRS患者的左室射血分数≥40%，认为低血压或左室收缩功能降低与肾功能不全无明显相关性，肾功能恶化不一定伴有心排血量降低。目前认为，中心静脉压增高和腹内压增高是心衰患者肾功能恶化的重要因素。超滤或腹腔穿刺等降低腹内压的措施可改善肾功能。SNS的过度激活除引起肾血管收缩减少肾血流量外，儿茶酚胺也可对肾血管和肾小球产生损伤。血管紧张素Ⅱ可作用于系膜细胞和足细胞，导致肾功能的损害和肾小球硬化等。内皮素除强烈的缩血管作用外，也可促进成纤维细胞、肾小球系膜细胞增殖。在治疗慢性肾病中，ACEI和血管紧张素Ⅱ受体拮抗剂（ARB）已经作为一线药物，也说明上述因素在肾功能异常中的作用。

（4）贫血和心肾贫血综合征：CHF中血流动力学及神经体液异常引起肾血管收缩，导致肾脏缺血，促红细胞生成素（EPO）生成减少，引起贫血。此外CHF中的一些细胞因子如肿瘤坏死因子-α和白细胞介素-6也可通过减少EPO生成、干扰EPO在骨髓中的作用等导致贫血。贫血可引起心率增快、每搏输出量增加、液体潴留、心肌肥厚、心肌细胞凋亡等加重CHF。因此CHF引起贫血，贫血进一步加重CHF和肾功能损害，三者之间形成恶性循环，有学者称之为心肾贫血综合征。已有试验提示皮下给予EPO和静脉补充铁剂治疗可明显改善心肾综合征患者的心、肾功能。

（吉俊）

何谓细胞因子？

为了维持机体的生理平衡，抵抗病原微生物的侵袭，防止肿瘤发生，机体的许多细胞，特别是免疫细胞合成和分泌许多种微量的多肽类因子。它们在细胞之间传递信息，调节细胞的生理过程，提高机体的免疫力，在异常情况下也有可能引起发烧、炎症、休克等病理过程。这样一大类因子已发现的有上百种，统称为细胞因子。许多细胞因子是根据它们的功能命名的，如白介素（IL）、干扰素（IFN）、集落刺激因子（CSF）、肿瘤坏死因子（TNF）、红细胞生成素（EPO）等。细胞因子的作用具有网络性的特点，即每种细胞因子可作用于多种细胞；每种细胞可受多种细胞因子的调节；不同细胞因子之间具有相互协同或相互制约的作用，由此构成了复杂的细胞因子调节网络。

（蒋素华）

哪些细胞因子在增生性肾小球肾炎中具有重要作用？

一些细胞因子在增生性肾小球肾炎中具有重要作用，其主要包括基底成纤维细胞生长因子、血小板源性生长因子、β-转化生长因子、集落刺激因子-1、肿瘤坏死因子、白介素-1和白介素-6。这些细胞因子主要来源于炎症反应细胞和肾内组织细胞，以旁分泌或自分泌的方式作用于肾小球，刺激系膜细胞的肥大、增生以及细胞间质成分的合成与蓄积，最终造成增生性肾小球肾炎的发生。

（蒋素华）

与肾小球硬化有关的细胞因子有哪些？

慢性肾小球肾炎、糖尿病肾病等各种肾脏病一步步进展成尿毒症的原因归根结底是什么？根据国际最先进的肾脏纤维化理论，慢性肾脏病病情持续恶化的过程也就是肾脏逐步纤维化的过程，而肾小球硬化过程是肾脏纤维化的关键因素。肾脏组织中的细胞因子，如白细胞介素-1（IL-1），肿瘤坏死因子α（TNF-α）和某些生长因子如血小板生长因子（PDGF）、趋化生长因子（TGF-β）和某些炎性介质或化学趋化因子等，均参与肾小球和肾小管、间质的损伤，并促进肾间质成纤维细胞和系膜细胞、肾小球上皮细胞以及肾小管上皮细胞转型为肌成纤维细胞，并分泌胶原，促使细胞外基质合成增加，导致肾脏纤维化进展。

（蒋素华）

何谓细胞外基质？

细胞外基质（extra cellular matrix，ECM）是由细胞分泌到细胞外间质中的大分子物质构成的复杂网架结构，支持并连接组织结构，调节组织的形成和细胞的生理活动。构成细胞外基质的大分子种类繁多，可大致归纳为四大类：胶原、非胶原糖蛋白、氨基聚糖与蛋白聚糖以及弹性蛋白。细胞外基质的组分及组装形式由所产生的细胞决定，并与组织的特殊功能需要相适应。例如，角膜的细胞外基质为透明柔软的片层，肌腱的细胞外基质则坚韧如绳索。细胞外基质不仅静态发挥支持、连接、保水、保护等物理作用，而且动态对细胞产生全方位影响。研究表明，ECM可影响细胞分化、增殖、黏附、形态发生和表型表达等生物学过程。

（蒋素华）

细胞外基质的变化在肾小球硬化中有什么作用？

在光镜和电镜水平上观察到，肾脏的结构组成就只有两部分，一是肾脏的固有细胞，二是固有细胞外的基质。因此认为，肾脏实质上是由两部分物质以不同的组成方式形成了肾脏的特殊结构。而肾功能的异常改变造成的一系列临床症状，就是肾脏的两种组成物质的正常结构状态发生改变的结果。肾功能的破坏过程，正是肾脏固有细胞因坏死而逐步减少，细胞外的基质因增生、增多而逐步发展，直至全部肾脏都成为细胞外基质堆积物的过程。

在致纤维化因子的反复刺激下，促使系膜细胞表型转化为肌成纤维细胞，并分泌合成不易被降解的胶原Ⅰ、Ⅲ，打破了细胞外基质（ECM）在肾小球内产生与降解的动态平衡，致使细胞外基质大量积聚并取代肾小球固有细胞，导致肾脏各级血管堵塞，混乱分隔形成肾脏组织形态学改变，最终导致肾单位丧失，肾功能衰竭，进一步发展成为不可逆转的肾单位硬化。引起细胞外基质逐步增多的原因有3个：一个是肾脏外部刺激因素的影响致使细胞外基质的增生、增殖；另一个是固有细胞被损伤或损坏后释放的刺激因素造成细胞外基质的增生、增殖；再一个是细胞外基质被动增殖到一定程度后，就会主动自我增生和增殖。上述3种使细胞外基质增多的因素导致了肾脏的纤维化形成。

（蒋素华）

症状篇

◆ 为什么很多慢性肾小球肾炎患者可以"无症状"？

◆ 肾脏病的水肿有哪些特点？

◆ 水肿通常见于哪些疾病？

◆ 腰痛患者应考虑哪些疾病？

◆ 血尿就是代表泌尿系统出了问题吗？

◆ ……

为什么很多慢性肾小球肾炎患者可以"无症状"？

慢性肾小球肾炎（慢性肾炎）患者长时间的"无症状"是与很多因素有关的，比如可包括：

（1）慢性肾炎的隐匿性很强。每个肾脏都是由100多万个肾单位组成，而每个肾单位都有很强的工作能力，1个肾单位可以代替3~4个肾单位的工作量，所以当肾小球损伤、损坏数量达到一半以上时，肾功能才会减退，症状才会表现出来。并且，肾单位是不可再生的，一旦损害，数量会越来越少，在临床症状还未表现出来时，肾功能已不知不觉地发展恶化，直到患者有症状再来就诊时已有相当长的时间了，此时的病情往往已经进展到了严重的阶段。

（2）患者对肾脏疾病知识的不了解。很多患者在得肾脏病以前对肾脏和肾脏疾病的知识一无所知或是知之甚少，而肾脏疾病所表现出来的症状往往不是十分特异（程度不等的腰酸、乏力、水肿等），容易忽略。还有些人对这些症状不以为然，觉得是劳累所致，休息一段时间就会没事的。不管是不经意的忽视，还是对疾病的满不在乎，潜移默化中病情都在慢慢地发展恶化，所以当患者因出现了比较明显或经一般休息不能缓解的严重症状才来就诊时，疾病往往已到达了相当严重的程度。

（3）早期的诊断缺乏敏感指标。目前检查肾功能的各项方法都存在一定的局限性，尤其是针对早期肾病的诊断，无创的检查不够敏感，有创的检查因存在一定的风险，患者往往不愿接受。

（钟一红）

肾脏病的水肿有哪些特点？

怎样知道自己水肿了呢？如体重在短时间内明显增加，平时容易戴上、摘下的戒指现在变得发紧，拿东西时手指不容易弯曲，脚上袜子松紧带痕迹变得明显或者原来合适的鞋现在穿起来感到发紧，这些都提示可能有水肿了。不同原因引起的水肿有不同的特征。肾脏病的水肿多从眼睑、颜面等组织疏松处开始而延及全身，与体位也有一定关系，以体位最低处为甚，如站立位多以双足、双下肢水肿为主；卧床患者下肢水肿可不明显，而以腰骶部水肿为主。水肿明显时指压呈可凹性。肾脏病的水肿多伴有肾病其他表现：如蛋白尿、血尿、高血压等。与心功能不全引起的水肿不同的是早期胸闷、气急、夜间不能平卧等症状不明显，这些症状到肾脏病晚期即尿毒症期才可能会出现。

（袁敏）

水肿通常见于哪些疾病？

水肿是指人体组织间隙有过多的水分积聚而导致组织肿胀。引起水肿的原因很多，可能是特发性的，可能是局部性问题，也可能是因心脏、肝脏、肾脏等器官疾病而造成的。水肿的原因主要有以下几种情况：

（1）局部水肿：顾名思义是在身体的某一局限部分出现水肿，通常是由静脉曲张、蜂窝组织炎、静脉栓塞、淋巴回流受阻等问题引起。

（2）全身水肿

①肾脏疾病：水肿多先发生于组织疏松部位，如眼睑、颜面部、足踝部，长期卧床者以骶尾部为主。晨起明显，指压呈凹陷性，严重时可引起全身水肿，腹水、胸水等。通常伴有血尿、蛋白尿、高血压等，部分患者还有肾功能异常。

②肝脏疾病：以腹水为主，也可首先出现足踝部水肿并逐渐向上蔓延，但头面部及上肢常无水肿。常有慢性肝病史，因此临床除水肿还经常伴有胃纳下降、乏力、厌油腻、巩膜和皮肤黄染等肝功能异常表现。这主要见于各种肝脏疾病晚期、肝硬化、肝功能失代偿期等。

③心脏疾病：患者多有心脏病史，在水肿出现前多已有走路、上楼梯时感觉胸闷气急，夜间无法平卧等心功能不全表现。水肿首先出现于身体下垂部位，从下肢逐渐遍及全身。无论哪种心脏病变，只要引起心功能下

降，就不能有足够的压力将血液泵出，造成体循环淤血，血液中的水分就会从血管中渗出，从而引起水肿。

④内分泌紊乱：甲状腺功能异常、原发性醛固酮增多症、库欣综合征等内分泌疾病都有可能引发水肿。除水肿外，还伴有相应疾病的表现及内分泌激素异常。

⑤药物引起的水肿：有些药物也有可能引起水肿，如大家比较熟悉的硝苯地平、氨氯地平等钙离子拮抗剂类降压药物，激素类药，含有甘草的中药等。如果长期服用含有利尿剂的减肥药，一旦停止服用，也可能引起水肿。

⑥营养不良性水肿：过度减肥导致长期蛋白质摄入减少和钠、钾摄入不足，蛋白质丢失性胃肠道疾病、慢性消耗性疾病、重度烧伤等所致的严重低白蛋白血症均可引起凹陷性水肿。

⑦特发性水肿：所谓特发性水肿即是没有病理性因素的水肿，此类水肿多发生于身体下垂部位，成年女性多见，可能与内分泌紊乱、月经周期、精神变化、长期处于站姿等有关。经常睡眠不足、生活不规律、缺少运动等也可引起水肿。

（袁敏）

腰痛患者应考虑哪些疾病？

腰痛是生活中大多数人都容易出现的病症，腰痛的原因有很多，除运动系统疾病与外伤以外，其他器官的疾病也可引起腰痛。所以腰痛患者首先要分析是哪个系统的疾病引起的，以便给予相应的处理。

（1）运动系统疾病：①腰肌劳损：长期从事站立操作的人由于持续站立，腰部肌腱、韧带伸展能力减弱，局部可聚集过多的乳酸，抑制了腰肌的正常代谢，可导致腰肌劳损而引起腰痛。经常背重物使腰部负担过重，易发生脊椎侧弯，造成腰肌劳损而出现腰痛。②腰椎病变：外伤所造成的腰椎骨折、椎间盘突出等可引起腰痛。随着年龄的增长，腰椎神经的压迫症状也会随之增多。因退行性病变引起的假性脊柱滑脱是较常见的一种疾病，容易引起腰椎管狭窄，压迫脊髓和神经根，导致腰痛和下肢放射痛。老年人的骨赘形成可引起脊椎僵硬，也可引起持续性的腰痛。此外脊柱原发性或转移性肿瘤压迫脊髓或脊神经也会引起腰部的持续性疼痛。

（2）肾脏、输尿管等泌尿系统疾病：如果没有外伤史，且腰痛与活动无明显关系，腰部酸痛伴有颜面部及下肢水肿，应考虑为肾脏疾病所致。如果表现为腰部胀痛，严重者沿输尿管放射至会阴部，并伴有尿频、尿急、尿痛等症状的患者应考虑是泌尿系统感染、结石甚至结核、肾动脉栓塞等疾病。

（3）盆腔器官疾病：男性前列腺炎和前列腺癌常引起腰骶部疼痛，并常伴有尿频、尿急，排尿困难；女性因其特殊的生理结构特点，生殖器官炎症的发病率较高，如输卵管炎、盆腔炎等，这些炎症容易并发腰痛。子宫后倾、后屈，也是女性腰痛的原因之一。子宫肌瘤、子宫腺肌病、子宫颈癌、卵巢囊肿等严重生殖器官疾患，都会引起压迫性或牵连性的腰痛。此外，怀孕期女性，随着胎儿逐渐长大，孕妇腰骶及盆腔各关节韧带松弛，同时子宫重量亦随着胎龄的增长而增加，致使身体重心前移，此时腰部多向前挺起，亦易引起腰酸腰痛。

（4）消化系统疾病：胃、十二指肠溃疡、胆囊炎、胰腺炎等，可引起腰背部痉挛性疼痛，常同时有腹部疼痛，伴有恶心、呕吐、腹胀等消化道症状。

（5）呼吸系统疾病：胸膜炎、肺结核、肺癌等可引起胸背部疼痛，严重时可累及腰部，出现疼痛。

总之，腰痛应该经过详细检查，明确诊断后方能治疗，不能单纯应用解热镇痛药对症处理。否则不仅贻误病情，如果患者确实存在肾脏病，这类药物还有加重肾脏病变的可能。

（钟一红）

血尿就是代表泌尿系统出了问题吗？

血尿大多是由泌尿系统的疾病引起的。人的尿液是在肾脏里生成的，经过肾盂、输尿管、膀胱、尿道排出体外，凡是这些器官有疾病，发生出血，都可以引起血尿。尿根据出血量的多少而呈现出不同的颜色。如果出血量很少，肉眼下尿色正常，只有在显微镜下方能确定者称为镜下血尿；当出血量增多，使尿的颜色有所改变如同洗肉水样甚至是血色，则称肉眼血尿。引起血尿的原因主要有以下几种：

（1）泌尿系统疾病：如各类肾小球疾病，尿路感染、泌尿系统结石、结核、肿瘤、囊肿以及泌尿系统的先天性畸形等均可引起血尿。

（2）全身性疾病：感染性疾病，如感染性心内膜炎、败血症、流行性出血热、猩红热、钩端螺旋体病、丝虫病；血液系统疾病，如血小板减少性紫癜、过敏性紫癜、白血病、血友病；结缔组织疾病，如系统性红斑狼疮、结节性多动脉炎；心血管疾病，如急进性高血压、慢性心力衰竭、肾动脉栓塞等。

（3）尿路邻近器官疾病：某些尿路邻近器官疾病可累及肾脏，导致临床上出现血尿症状。如前列腺炎、急性阑尾炎、急性盆腔炎、直肠和结肠癌等。

（4）药物与化学因素：某些药物或化学试剂会造成肾脏或膀胱的损害从而出现血尿，如磺胺类药物、抗凝剂、环磷酰胺、汞剂、甘露醇、斑蝥等的副作用或毒性作用。

（5）生理性因素：平时运动量较小的人突然增加运动量后也可出现血尿症状。

留意一些与血尿相伴随的临床症状有助于医生对疾病的诊断。如血尿伴有肾绞痛是肾结石或输尿管结石的特征；血尿伴有排尿困难或尿流中断常常是膀胱或输尿管结石的表现；血尿同时伴有发热、畏寒、腰痛和尿路刺激征常为肾盂肾炎；血尿伴有皮肤黏膜或其他部位出血则常见于血液系统疾病。出现血尿要引起足够重视，一定要查清引起血尿的原因，以便针对性治疗。

（钟一红）

何谓少尿或无尿，可见于哪些疾病？

肾脏的主要工作是把含水的代谢废物（尿）从身体中清除出去。正常人的尿量为每日 1000~2000ml，平均为 1500ml。如 24 小时尿量少于 400ml，或是每小时尿量少于 17ml，称为少尿。如 24 小时尿量少于 100ml，或者 12 小时内无尿，则称为无尿。

少尿与无尿的原因可分 3 类：

（1）肾前性：由于全身有效循环血量不足，肾脏血流灌注降低，肾小球滤过率减少，以致尿量减少甚至无尿。常见于各种原因引起的休克、低血压、心功能不全、脱水与电解质紊乱、重症肝病、重症低白蛋白血症等疾患。

（2）肾性：由于肾实质受到损害而引起的尿量减少或无尿。见于各种原发和继发的肾小球肾炎、急性间质性肾炎、急性肾小管坏死、肾血管病变、慢性肾衰晚期。

（3）肾后性：常见于尿道狭窄、膀胱颈部的梗阻（如结石、肿瘤、前列腺增生）或功能异常（如神经源性膀胱炎）；或因为肾脏、输尿管、膀胱外的肿块压迫、瘢痕牵拉引起的肾后性急性肾功能衰竭。

（钟一红）

患者尿量增多应考虑哪些疾病？

正常人的尿量为每日 1000~2000ml，平均为 1500ml。若经常超过 2500ml 者称为多尿。常见于下列情况：

（1）生理性多尿：如摄入过多水或含水量较多的食物或使用利尿剂后，可出现短时间内的多尿。

（2）病理性多尿

①内分泌疾病：如尿崩症、糖尿病、原发性甲状旁腺功能亢进、原发性醛固酮增多症等多种疾病，上述疾病因各有其不同的伴随症状，有助于我们对疾病做出诊断。如多尿伴有烦渴多饮、排低比重尿见于尿崩症；多

尿伴有多饮多食和消瘦见于糖尿病；多尿伴有高血压、低钾血症和周期性麻痹见于原发性醛固酮增多症。

②肾脏疾病：如肾脏存在先天性或获得性缺陷，对抗利尿激素反应下降，水分重吸收减少，即所谓肾性尿崩症；或是因某些药物、化学物品及重金属损害肾小管使之浓缩功能减退而致的多尿；还见于慢性肾盂肾炎、慢性间质性肾炎、肾小管酸中毒以及急性肾功能衰竭的多尿期、慢性肾衰早期。

③精神因素：精神性多饮患者常自觉烦渴而大量饮水引起多尿。

（钟一红）

IgA 肾病有哪些临床表现？

IgA 肾病的临床表现有三种类型：第一类主要表现为反复发作性的血尿，第二类主要表现为无症状的尿检异常（镜下血尿、轻度蛋白尿、偶有管型），第三类则以肾病综合征、高血压甚至慢性肾功能不全为主要表现。具体表现如下：

（1）尿异常：①发作性肉眼血尿：多见于儿童。血尿多在上呼吸道感染（咽炎、扁桃体炎）后发生，也有部分患者在急性胃肠炎或尿路感染后发作，间隔多在 1~3 天。肉眼血尿可持续数小时至数天，然后转为持续性的镜下血尿，部分患者血尿可消失，但常反复发作。②无症状的尿异常：主要为镜下血尿和无症状的蛋白尿，此类型为儿童及青少年 IgA 肾病的主要表现，常在体检中被发现，可表现为单纯镜下血尿或是镜下血尿伴少量蛋白尿。③蛋白尿：多为轻度蛋白尿，尿蛋白定量一般 <1g/d，部分患者可出现大量蛋白尿甚至肾病综合征。

（2）水肿：一些患者会出现水肿现象。主要为颜面部及手足踝部的水肿，可同时伴有尿量减少。水肿程度一般与蛋白尿的程度成正相关。

（3）高血压：高血压的发生率与发病年龄及病程有关。儿童 IgA 肾病发生高血压的概率较低，35 岁以上发病者 60% 有高血压。发病早期高血压较少见，后期则较多见。

（4）慢性肾功能不全：由于毒素和废物在体内不断堆积，患者可能会感到全身不适，出现纳差、恶心、呕吐，睡眠不好、食欲减退和易疲劳感。

（钟一红）

慢性肾小球肾炎综合征有哪些临床表现？

慢性肾小球肾炎（慢性肾炎）综合征是指一组病因多样、病理形态不同的肾小球疾病所共有的十分相似的临床表现，表现为不同程度的水肿、高血压、尿检异常和肾功能不全。慢性肾炎通常起病隐匿，早期可能因为没有症状或症状轻微而被忽视，所以了解慢性肾炎的临床表现很重要。

（1）水肿：在整个疾病过程中，大多数患者会出现不同程度的水肿，并且许多患者以水肿为首发症状。水肿程度可轻可重，轻者仅表现为晨起后眼睑、面部的肿胀，几小时后可消退。但是与睡眠不足或熬夜引起的眼睑浮肿不易鉴别，此时应做尿液检查以区分是否有肾炎。严重者可出现全身水肿。然而也有少数患者，在整个病程中始终不出现水肿，往往容易被忽视。

（2）高血压：有些肾炎患者是以高血压为首发症状来医院就诊的，尿检是发现肾炎的唯一必要手段。对慢性肾炎患者来说，高血压的发生是一个迟早的过程，高血压升高可以是持续性的，也可以是间歇性的，高血压的出现往往提示病变到达一定程度，且血压增高的程度与预后有密切关系。一般血压越高，持续时间越长，则病情越严重，预后越不佳。

（3）尿检的异常：尿检异常几乎是慢性肾病患者必有的现象，包括尿量的异常和理化、镜检的异常。有水肿的患者会出现尿量减少，且水肿越严重，尿量减少越明显，无水肿者尿量一般正常。尿检时可以发现患者有不同程度的蛋白尿和（或）血尿，尿蛋白可以从 ± 到（++++），在肉眼中的表现为尿中泡沫增多，泡沫越多，蛋白尿越多。同样，血尿也可从 ± 到（++++），严重时表现为呈洗肉水或西瓜水样的肉眼血尿。

（4）肾功能不全：慢性肾炎患者还会出现头晕、失眠、精神疲惫，肾功能减退后还会出现食欲减退、不耐疲劳以及不同程度的贫血等症状。

上述症状可同时存在或者单独出现，表现程度可轻可重。肾脏疾病如未能良好控制，持续进行性发展将导致肾功能衰竭。

（钟一红）

急性肾小球肾炎有哪些临床表现？

急性肾小球肾炎（急性肾炎）多见于儿童。通常于前驱感染后1~3周发病。起病较急，病情轻重不一。本病大多预后良好，常可在数月内自愈。一般来说，急性肾炎的常见症状有水肿、尿中泡沫增多、血尿、腰部酸痛、血压升高等。

本病典型者具有以下表现：

（1）前驱症状：起病前1~3周多有呼吸道或皮肤感染史，如急性咽炎、扁桃体炎、水痘、麻疹、皮肤脓疱疹等，部分患者可无明显前驱症状。

（2）尿液异常：肉眼血尿常为首发症状之一，尿色加深呈浑浊棕红色或洗肉水样，一般血尿会持续数天后消失，也可持续几周才消失，但尿检正常需6个月左右，也可持续1~3年才恢复正常。也有部分患者会出现蛋白尿，表现为尿中泡沫增多，通常随病变轻重程度而增减，蛋白尿较其他症状消失较慢，水肿消失后，蛋白尿仍可持续一段时间才会逐渐消退。

（3）水肿及少尿：多数患者以水肿为首发症状，水肿多见于面部、眼睑。眼睑、面部浮肿及苍白，呈现所谓肾炎面容。水肿也可累及下肢，严重时可出现胸水、腹水。水肿常与尿量减少同时出现，起病时尿量较平时少，每日尿量可少于400ml，并随着水肿加重而尿量愈减少，个别患者可无尿伴肾功能减退。多数患者水肿可随病情好转而消退。

（4）血压升高：血压可轻度或中度升高，随尿量增多，血压逐渐趋于正常，一般持续2~4周。血压升高往往与水肿同时发生，也可出现在水肿之后。高血压多数在水肿消退后2周内降至正常。血压突然升高时，患者可出现头晕、头痛等表现。若血压持续升高不退，是转变为慢性肾炎的先兆，表示肾脏病变较严重。

（5）全身症状：除上述临床表现外，患者常有全身不适、乏力、腰酸、食欲减退、恶心呕吐、精神差，部分患者前驱感染没有控制，则可出现发热，体温一般38℃左右。

急性肾炎的预后大多良好，仅有少数患者遗留尿异常或高血压，也有极少数患者转变为慢性肾炎，在急性肾炎发生后数十年后逐渐出现肾功能损害。

（钟一红）

肾脏病与高血压有什么关系？

首先，高血压是肾脏病一个重要的原因，而且越来越重要。以前，肾脏科医生经常接诊的患者为肾小球肾炎、肾盂肾炎，但现在我们的疾病谱与西方国家的疾病谱接近——糖尿病肾脏疾病和高血压肾病在肾脏病中的比例逐渐增加。高血压患者肾小球的滤过压力增大了，导致肾小球内的压力也增高。这就好比一个筛子滤过一侧的压力增高，滤过的东西就会增多。所以患上高血压后很容易出现蛋白尿，因为蛋白在通过"筛子"时被增高的压力滤出，漏到了尿液里。时间长了，这个"筛子"本身也发生了一些变化，这就是我们常说的肾小球动脉硬化。高血压肾病其本质就是肾脏细小动脉的硬化，造成蛋白尿，以后还会发展成肾功能不全，肾功能不全到最严重的阶段就是尿毒症了。

反过来，肾脏病也是高血压的重要病因，它们二者是互为因果的。高血压有原发性和继发性两种。而肾脏疾病引起高血压是继发性高血压中最常见的。肾脏病会引起高血压的原因和机制有很多，人们对其机制的解释一般有两种，一是肾素分泌增加，造成血管收缩；二是水钠潴留造成血容量过多。

（蒋素华）

什么是良性肾小动脉硬化？

良性肾小动脉硬化是高血压的肾脏并发症，为发达国家患者导致尿毒症的第二位疾病，我国发病率也在日趋增多。良性高血压发病机制与高血压导致的肾脏血流动力学改变有关，但尚有其他非血流动力学机制的参与。其诊断依据包括：有确切和持续的高血压病史，并排除继发性高血压；高血压病程10年以上，伴高血压其他靶器官损害，如心室肥厚、眼底动脉硬化；表现为单纯的蛋白尿，一般在1g/d以下，伴夜尿增多，尿浓缩功能减退等，血压很高时，尿蛋白量将增加，但不会达到大量蛋白尿范畴（>3.5g/d），没有血尿；排除原发性肾脏病并发的高血压可考虑良性肾小动脉硬化。良性肾小动脉硬化的发生发展与高血压程度和持续时间呈正相关，但还受到性别、年龄、种族和是否伴有其他疾病如糖尿病等因素影响。良性肾小动脉硬化时肾小管损害先于肾小球损害，表现为夜尿增多，进而出现微量白蛋白尿，少数患者进展为尿毒症。高血压患者应早期开始降血压治疗，将血压降至目标值是防治良性小动脉性肾硬化症的关键。

（薛宁）

恶性小动脉性肾硬化的临床表现是什么？

恶性小动脉性肾硬化患者常常有良性高血压病史，高血压的病史越长，发生恶性高血压的机会越多，起病一般都很急，可能由于劳累、情绪激动、天气寒冷、酗酒等诱发。临床表现为血压明显升高，舒张压一般都超过130mmHg。但是因为良性高血压和恶性高血压之间的血压数值有重叠，所以，不能单纯根据血压的绝对数值来诊断是否发生了恶性高血压，而应该结合血压上升的幅度和速度以及高血压的靶器官损害来帮助诊断，比如是否发生急性左心衰、眼底出血和渗出、中枢神经系统症状等。与恶性高血压相关的临床表现，最常见的是头痛、视力模糊，甚至突然失明；也可能出现呼吸困难、恶心、呕吐、上腹痛、意识障碍等。

恶性高血压如果累及肾脏，即发生恶性小动脉性肾硬化，相关的临床表现有：多尿、夜尿增多加重，或者由于急性肾功能衰竭出现少尿或者无尿；血尿、蛋白尿加重，血尿可以是肉眼血尿，蛋白尿可以是肾病综合征范围的大量蛋白尿，同时可以伴有无菌性白细胞尿、红细胞管型尿；急性肾功能衰竭或在原有慢性肾功能不全基础上进一步迅速恶化。

（傅辰生）

什么是尿酸性肾病，其临床表现有哪些？

近年来，痛风和高尿酸血症的发病率在我国直线上升，且呈年轻化趋势。在正常饮食状态下，空腹血尿酸水平，男性和绝经后女性高于420μmoL/L，非绝经期女性高于360μmoL/L，称为高尿酸血症。血中尿酸大部分经肾脏排泄，约90%的高尿酸血症和痛风由肾脏尿酸排泄减少引起。另外慢性肾脏患者常用的药物如利尿剂等也可引起高尿酸血症。可见肾脏与高尿酸血症及痛风的发生密切相关。

急性尿酸性肾病是大量尿酸沉积于肾小管的结果，患者往往有引起急性血尿酸升高的病史，如肿瘤化疗、急性横纹肌溶解、痛风或高尿酸血症患者使用大剂量排尿酸药物，易导致急性肾损伤。

慢性尿酸性肾病约85%患者在30岁后出现肾脏病变，早期有轻度单侧或双侧腰痛，20%~40%早期可出现间歇性少量蛋白尿，随病情进展可出现持续蛋白尿，偶可伴血尿。几乎所有肾小管浓缩功能下降，有夜尿增多、多尿、尿比重下降，其后肾小球滤过率下降。病情缓慢进展，晚期因间质性肾炎或肾结石导致尿毒症，需透析等肾脏替代治疗。

总之，痛风/高尿酸血症的发生、病情评估和治疗都与肾脏息息相关，广大病友需重视我们"沉默的肾脏"，早期筛查肾脏疾病，及时诊治肾脏损害。

（张函）

肾病综合征有哪些并发症，为什么会发生这些并发症？

肾病综合征可导致多种并发症的发生：

（1）感染：由于大量免疫球蛋白自尿中丢失，血浆蛋白降低，影响抗体形成。肾上腺皮质激素及细胞毒药物的应用，使患者全身抵抗力下降，极易发生感染，如皮肤感染、原发性腹膜炎、呼吸道感染、泌尿系感染，甚至诱发败血症。

（2）冠心病：肾病综合征患者常有高脂血症及血液高凝状态，因此容易发生冠心病。有人报道肾病综合征患者的心肌梗死发生率比正常人高8倍。冠心病已成为肾病综合征死亡原因的第三因素（仅次于感染和肾功能衰竭）。

（3）血栓形成：肾病综合征患者容易发生血栓，尤其是膜性肾病，血栓发生率可达25%~40%。形成血栓的原因有水肿、患者活动少、静脉淤滞、高血脂、血液浓缩使黏滞度增加、纤维蛋白原含量过高及V、Ⅶ、Ⅷ、X因子增加和使用肾上腺皮质激素而血液易发生高凝状态等。

（4）急性肾损伤：肾病综合征患者因大量蛋白尿、低白蛋白血症、高脂血症，体内常处在低血容量及高凝状态，呕吐、腹泻、使用抗高血压药及利尿剂大量利尿时，都可使肾脏血灌注量骤然减少，进而使肾小球滤过率降低，导致急性肾损伤。此外，肾病综合征时肾间质水肿，蛋白浓缩形成管型堵塞肾小管等因素，也可诱发急性肾损伤。

（5）电解质及代谢紊乱：反复使用利尿剂或长期不合理地禁盐，都可使肾病综合征患者继发低钠血症；使用肾上腺皮质激素及大量利尿剂导致大量排尿，若不及时补钾，容易出现低钾血症。

（蒋素华）

药物引起的急性间质性肾炎有哪些临床表现？

（1）全身过敏反应：①药物热：用药后3~5天出现，一般在感染发热消退后再出现第二个高峰。②药疹：呈多形性鲜红色的痒疹或呈多形性红斑或脱皮样皮疹。③血中嗜酸性粒细胞升高。④双侧或单侧腰痛，非类固醇抗炎药可引起的急性间质肾炎并发肾病综合征，水肿较重，但全身过敏反应少见，一般类型过敏性间质性肾炎高血压和水肿较少见。

（2）尿检异常：①血尿占95%，1/3有肉眼血尿，常见于新型青霉素Ⅰ过敏。②尿中白细胞增多但为无菌性脓尿，30%为嗜酸性粒细胞，可出现白细胞管型或红细胞管型。③蛋白尿多为轻、中度，而非类固醇抗炎药可引起的急性间质肾炎经常产生大量蛋白尿，可呈肾病综合征表现。大量蛋白尿及肾病综合征亦可见于对于干扰素及氨苄西林过敏者，其他药物过敏者罕见。

（3）肾功能损害：20%~50%为少尿型急性肾衰竭表现，老年患者更多见。原有肾脏病的患者伴发急性间质性肾炎时，表现为肾功能突然急剧恶化，出现少尿及肾功能衰竭。此外，肾小管功能损害很突出：尿钠排泄分数多>2；可呈Fanconis综合征表现，即近端肾小管多功能障碍，出现糖尿、氨基酸尿、磷酸盐尿和高氯代谢性酸中毒；也可呈远端肾小管功能障碍，尿酸化功能减退，出现等渗尿、失钠肾病和排钾障碍等。

（4）超声检查显示双肾大小正常或增大。

（徐夏莲）

慢性间质性肾炎有哪些临床表现？

慢性间质性肾炎不同于急性间质性肾炎，其起病隐匿，进展缓慢，容易漏诊，而相当部分慢性肾衰竭是由其所致，常见病因有药物或肾毒性物质。某些药物短期大剂量使用可致急性小管间质性肾炎，患者由于症状明显常能及时就诊。若长期小剂量使用，如滥用止痛药，长期应用环孢素、甲氨蝶呤、非类固醇类消炎药容易引发慢性间质性肾炎。其他的常见原因还有慢性肾盂肾炎、尿路梗阻、高尿酸所致的尿酸性肾病等。原发的慢性间质性肾炎早期病理表现以间质炎症细胞浸润为主，而无肾小球病变，因此患者不会出现浮肿、蛋白尿和高血压等肾小球肾炎的临床表现。由于没有明显症状，患者也就不会在疾病早期就诊。肾间质内埋有肾小管，随着病变进展，肾小管有不同程度的萎缩和代偿性扩张，出现小管功能障碍，表现为夜尿增多，也可以表现为肾小管酸中毒和肾性糖尿等。此时若能及时就诊，明确诊断后及时停止接触危害药物等病因可使病变停止发展。到了疾病晚期阶段，间质大量纤维化累及肾小球周围，引起继发性肾小球硬化，出现蛋白尿、高血压、水肿。此时再就医，患者的肾功能往往已严重衰竭，无法逆转，只能进行透析治疗。

（俞小芳）

乙肝相关性肾炎有哪些临床表现？

有资料显示，我国乙型肝炎病毒（HBV）感染伴肾小球肾炎的发生率占乙型病毒性肝炎患者的6.8%~20.0%，乙肝相关性肾炎占我国肾小球肾炎的16.6%~32%。乙肝相关性肾炎的发生距肝炎发病的时间可长可短，时间短的仅几个月，长的可以是在乙肝病毒感染后几年才出现肾脏病症状，最长的可达20年。其临床表现多种多样，与原发性肾小球肾炎基本一致，常见于儿童或青少年，以男性居多，可有水肿、血尿、蛋白尿、高血压，甚至肾功能不全。常于常规体检或因其他疾病查尿常规时偶然发现，少数可因突发肉眼血尿而就诊，也可表现为肾病综合征。凡HBV感染后5个月以上出现镜下血尿或蛋白尿，提示有患乙肝相关性肾炎的可能。

（袁敏）

过敏性紫癜性肾炎有哪些临床表现？

过敏性紫癜性肾炎有如下临床表现：

（1）肾外症状表现包括：①皮疹：出血性和对称性分布。皮疹初起时为红色斑点状，压之可消失，以后逐渐变为紫红色出血性皮疹，稍隆起皮表。皮疹常对称性分布于双下肢，以踝、膝关节周围多见，可见于臀部及上肢，皮疹消退时可转变为黄棕色。大多数病例皮疹可有1~2次至多次反复，个别可连续发作数月甚至数年。②关节症状表现：多数以游走性多发性关节痛为特征。常见受累关节是膝、踝和手。症状多于数日内消退，不遗留关节变形。③胃肠道症状表现：最常见为腹痛，以脐周和下腹为主，呈阵发性绞痛。可伴有恶心、呕吐及血便，偶见呕血。在儿童有时可并发肠套叠、肠梗阻和肠穿孔。④其他症状表现：如淋巴结肿大，肝脾肿大，少数有肺出血所致咯血，肾炎所致高血压脑病或脑紫癜性病变所致抽搐、瘫痪和昏迷。

（2）肾脏症状表现：多见于出疹后4~8周内，少数为数月之后。个别见于出疹之前或出疹后2年。最常见表现为孤立性血尿，国内报道有1/4~1/2病例表现为肉眼血尿。蛋白尿多属轻微，但也可发展成大量蛋白尿而表现为肾病综合征。少数病例可出现急性肾功能恶化。部分患者可有高血压和水肿。

（蒋素华）

狼疮肾炎有哪些临床表现？

狼疮肾炎的临床表现是肾脏纤维化的外在体现，其实质是肾脏固有细胞受损，细胞外基质的增殖增生所致。随着肾脏固有细胞逐渐被细胞外基质所取代，狼疮肾炎的临床症状也就越严重。以下的11项诊断标准，如果患者符合其中的4项或4项以上者，在除去感染、肿瘤和其他结缔组织病损因素以后，可诊断为系统性红斑狼疮；而同时具备肾脏病变者即可诊断为狼疮肾炎。

（1）颊部红斑：扁平或高起，在两颧突出部位出现固定红斑。

（2）盘状红斑：片状高出皮肤的红斑，黏附有角质脱屑和毛囊栓；陈旧性病变可发生萎缩性瘢痕。

（3）光过敏：对日光有明显的反应，引起皮疹，可从病史中得知或经医生观察到。

（4）口腔溃疡：可观察到口腔或鼻咽部溃疡，一般为无痛性。

（5）关节炎：非侵蚀性关节炎，累及2个或更多的外周关节，有压痛、肿胀或积液。

（6）浆膜炎：胸膜炎或心包炎。

（7）肾脏病变：尿蛋白≥0.5g/d（或大于+++），或管型（红细胞、血红蛋白、颗粒管型或混合管型）。

（8）神经病变：癫痫发作或精神病，因药物或已知的代谢紊乱引起病变的除外。

（9）血液学疾病：溶血性贫血或白细胞、淋巴细胞、血小板减少。

（10）免疫学异常：抗双链DNA抗体呈阳性，或抗Sm抗体呈阳性，或抗磷脂抗体阳性（包括抗心磷脂抗体，或狼疮抗凝物，或至少持续6个月的梅毒血清试验假阳性，三者中具备一项阳性）。

（11）抗核抗体：在任何时间和未用药物诱发"药物性狼疮"的情况下，抗核抗体呈现异常。

（蒋素华）

ANCA相关性肾炎有哪些临床表现？

原发性ANCA相关性小血管炎是临床上并不少见的自身免疫性疾病，以小血管壁的炎症和纤维素样坏死为主要病理特征。本病可累及全身多个系统，肾脏为其主要损害器官，并以急进性肾炎为其常见的临床表现，肺脏也是本病最常损害的脏器之一。急性肾损伤是本病严重的临床表现，而且预后不良。

多数患者有上呼吸道感染或药物过敏样前驱症状，可有不规则发热、疲乏、关节痛、肌肉痛、神经炎及体重下降。

（1）非肾脏受累表现：①皮肤表现：紫癜、荨麻疹、水痘、片状出血。②耳鼻喉表现：耳聋、鼻衄、鼻腔异物。③眼：葡萄膜炎、视网膜病、一过性失盲、眼球突出。④肺部表现：哮喘、肺出血、肺炎、气管塌陷。⑤胃肠道表现：口腔溃疡、消化道出血、溃疡或梗死。⑥心血管及周围血管表现：主动脉关闭不全、高血压、外周坏疽。⑦神经系统疾病：外周神经痛、中枢神经表现等。严重的肺出血在ANCA相关性血管炎发病率约10%，一旦发生，死亡率高达50%，故肺部表现的评估非常重要，必须排除可能合并的肺部感染（包括肺炎球菌、结核及真菌感染），详细了解患者以前免疫抑制剂的使用情况，必要时可行纤维支气管镜检查。

（2）肾脏受累表现：患者几乎均有血尿（肾小球源性血尿），可伴有红细胞管型，其中肉眼血尿占1/3。患者有不同程度蛋白尿，国内报道中提出表现为大量蛋白尿的患者比例可达1/2~2/3，国外报道表现为肾病综合征患者的比例<10%。高血压较轻，偶有出现急进性高血压。半数患者出现急进性肾炎综合征，早期出现少尿、无尿、肾功能进行性恶化，部分出现非少尿型急性肾损伤。肾功能恶化程度与新月体形成的广泛程度和大小相关。

（吉俊）

抗肾小球基底膜肾炎有哪些临床表现？

抗肾小球基底膜肾炎在临床上表现为急进性肾炎，多数患者在发热或感冒后出现急性肾炎综合征的表现，很快出现水肿、少尿和血肌酐进行性升高，由于少尿或无尿可合并高血压。尿检中可见大量红细胞尿甚至肉眼血尿，中等量的蛋白尿，尿液中的白细胞增多，补体多正常，血清中抗肾小球基底膜抗体阳性。肾脏超声检查可发现肾脏略大或大小正常，但皮髓质交界不清。因为在肺泡基底膜上存在和肾小球基底膜相同的抗原，所以部分患者的肺受到抗体的作用，引起肺出血，临床上表现为在肾炎的同时有咯血，这种肺出血–肾炎综合征–抗肾小球基底膜抗体阳性的一类疾病称为Goodpasture病。

（吉俊）

感染性心内膜炎肾损害有哪些临床表现？

随着接受介入手术、心脏手术的人数增加和某些静脉使用毒品的案例出现，感染性心内膜炎引起的肾损害在临床上已经并不少见，其临床和病理表现具有多样性，大致可以分为以下几类：

（1）肾梗死（又称肾梗塞）：临床主要表现为腰部疼痛、肉眼血尿，肾功能急剧恶化。由于感染性心内膜炎时心瓣膜上赘生物脱落，造成肾脏小动脉栓塞，肾脏楔形坏死。出现肾梗死比较局限，多为微栓塞，患者多表现为蛋白尿和镜下血尿。一般肾活检难以取到梗死灶，在一组感染性心内膜炎合并肾脏损害报告中，42 例尸检中有 19 例肾脏有局灶梗死。而 20 例肾活检中，无一例发现有肾梗死。

（2）肾小球肾炎：临床表现为镜下血尿、白细胞尿、少至中等量蛋白尿，肾功能正常。感染性心内膜炎合并肾炎类型临床表现多样。病情较轻者通常为局灶节段性肾小球肾炎，病理改变主要是节段内皮细胞、系膜细胞增生，少量中性粒细胞和单核细胞浸润，基膜正常。

（3）急进性肾炎：临床表现为大量蛋白尿、镜下血尿，伴肾功能不全，血肌酐可以短期内急剧升高。高血压发生率不高，也少有肉眼血尿，如有肉眼血尿则要首先排除肾梗死。病情严重的患者病理改变为弥漫增生性肾炎，大量内皮细胞、系膜细胞增生，大量中性粒细胞和单核细胞浸润，或伴袢坏死，基膜双轨，同时存在细胞性或纤维细胞性新月体，肾小管间质病变重。国内外也不断有感染性心内膜炎合并新月体肾炎的报道。

（4）急性肾小管坏死和急性间质性肾炎：由于心功能衰竭或感染性休克，感染性心内膜炎常可以引起急性肾小管坏死。急性肾小管坏死的临床表现比较多样，可以出现少尿甚至无尿，水肿，电解质和体内酸碱平衡紊乱。同时，在感染性心内膜炎肾损害中，急性间质性肾炎也占相当比例，临床上表现为腰痛、发热、镜下血尿或肉眼血尿。部分原因是肾小球病变致使相伴的小管间质病变，如肾血管炎。另外，在感染性心内膜炎中，由于抗生素的广泛应用，例如青霉素类的抗生素，也可能造成药物性间质性肾炎。

（5）ANCA 相关的肾血管炎：近年来，人们对于感染性心内膜炎合并肾损害认识不断地深入，发现感染性心内膜炎不仅可合并感染后肾炎，而且可合并 ANCA 相关的新月体肾炎。近年来国内外也不断有感染性心内膜炎合并 ANCA 相关的新月体肾炎的报道，但至目前为止，因为病例数较少，其发病机制尚有待进一步探讨。

（龚劭敏）

心肾综合征的分型和临床特点是什么？

心肾综合征（CRS）是心脏和肾脏其中一个器官的急性或慢性功能障碍可能导致另一器官的急性或慢性功能损害的临床综合征。CRS的定义界定了急性、慢性CRS和主要功能失调器官不同的概念。CRS共分为如下5型：

1型CRS即急性心肾综合征，为急性心功能恶化导致的急性肾损害和/或肾功能异常；这一型表现为急性心力衰竭，伴或不伴急性冠脉综合征的同时发生肾脏功能恶化。统计称因急性心力衰竭住院的患者中27%~40%发生急性肾损伤。这些患者的住院时间延长，死亡率明显增高。

2型CRS即慢性心肾综合征，为慢性心功能异常导致的肾损害和/或肾功能异常；此型较为常见，有报道称在住院的充血性心衰患者中有63%为此型。

3型CRS即急性肾心综合征，为急性肾功能损伤（如急性肾缺血或肾小球肾炎）导致的急性心功能紊乱（如心力衰竭、心律失常、心肌缺血等）。

4型CRS即慢性肾心综合征，为慢性肾脏病（如慢性肾小球疾病）导致的心功能减退、心脏肥厚以及增加的心血管事件危险性。心脏功能的恶化与慢性肾脏病的严重程度相关。近来有研究显示，慢性肾脏病患者的全因死亡率与肾脏功能的异常程度相关，其中因心血管事件导致的死亡超过50%。

5型CRS即继发性CRS，为系统疾病（如糖尿病、脓毒症等）导致的心功能不全和肾功能不全的并发症。

（吉俊）

混合性结缔组织病肾损害有哪些临床表现？

混合性结缔组织病是具有系统性红斑狼疮、硬皮病和多发性肌炎等疾病特征，同时血清中高滴度抗核抗体和抗核糖核蛋白抗体阳性的一组疾病，最终可能发展为系统性红斑狼疮、硬皮病或类风湿关节炎等。有研究发现，成年人混合性结缔组织病的肾脏受损比例在10%~40%，儿童为47%。混合性结缔组织病肾损害的临床表现包括两个方面：

（1）肾脏表现：临床表现多样，轻重不一，以无症状蛋白尿或镜下血尿为主，部分可表现为肾病综合征和高血压，少数进展至慢性肾功能不全。肾活检病理以膜性肾病和肾血管硬化最常见。

（2）肾外表现：主要为非特异性表现，常为多系统、多脏器损伤，表现为不适、乏力、肌痛、多关节炎，雷诺现象（寒冷环境或情绪紧张时出现指端泛白、发紫、发红三相颜色变化）、手指肿胀、指端硬化、限制性肺部疾病、食管功能障碍、心包炎、心肌炎、浆膜炎、口腔和鼻腔溃疡、远端肢体溃疡和坏疽、盘状红斑、脱发、光过敏和淋巴结肿大等。

出现下列情况提示混合性结缔组织病合并肾损害：①抗核糖核蛋白抗体升高。②血清补体下降和/或抗双链DNA抗体滴度升高。③抗核抗体阳性。如患者免疫荧光抗核抗体阴性基本可排除肾脏病。

（於佳炜）

原发性干燥综合征肾损害有哪些临床表现？

原发性干燥综合征的肾脏损害受累表现多样，最常见的为间质受累，小管功能的异常，如肾小管酸中毒，肾性尿崩及低血钾，临床表现为多饮、多尿，四肢无力，腹胀，软瘫等。如果引起肾小球病变，提示可能存在其他继发因素，如系统性红斑狼疮、混合型冷球蛋白血症等，主要表现为水肿、高血压、轻度蛋白尿和镜下血尿，部分患者可出现肾病综合征、肾功能损害。另外，干燥综合征患者发生尿路结石、肾钙化的概率较高，发生尿路感染的概率亦不低，这可能与其黏膜及局部免疫屏障受损有关。

（於佳炜）

肾淀粉样变性有哪些临床表现？

淀粉样变常累及多个系统，早期不易诊断，但是也有自己的临床特点：

（1）AL型淀粉样变多发生于中老年（年龄大于50岁）。

（2）常伴发于肿瘤、慢性感染、结缔组织病等。

（3）常有多个系统受累，心、肾、神经系统、关节、皮肤、黏膜受累较常见。

（4）常有异常蛋白血症或副蛋白血症。

（5）临床症状常与结缔组织病、风湿病相似，但是免疫抑制剂治疗效果欠佳。

（6）组织切片刚果红染色一般为阳性。

肾脏是淀粉样变最常累及的脏器之一，肾功能衰竭也是淀粉样变患者最常见的死亡原因。肾淀粉样变的主要表现是：①蛋白尿。十分常见，重者可出现大量蛋白尿和肾病综合征。②血尿。相对少见，但是明显血尿常可提示下泌尿道淀粉样物质沉积。③白细胞尿和管型尿。不常见。④肾静脉血栓形成。是肾淀粉样变的较常见并发症。⑤高血压。可有不同程度的高血压。⑥急、慢性肾功能不全。以慢性肾功能不全较多见。⑦其他。包括水肿、肾性糖尿等。

肾活检切片做刚果红染色等检查是诊断肾淀粉样变的主要依据。

（薛宁）

多囊肾有哪些临床表现？

多囊肾通常分为常染色体显性多囊肾病（ADPKD）和常染色体隐性多囊肾病（ARPKD），以前者居多，病情也较为严重。本节着重介绍ADPKD。

ADPKD是一种累及多个脏器的全身性疾病，临床上可分为肾脏表现和肾外表现。

（1）肾脏表现：

①肾脏结构改变：肾脏皮质和髓质存在多发性液性囊肿，大小数毫米至数厘米不等，囊肿大小和数目随病情进展而逐渐增加。

②腹部肿块：当肾脏增大至一定程度即可在腹部扪及，质地较坚实，表面不平整，呈结节状，随呼吸移动，合并感染时可伴有压痛。

③腰背部、肋腹部疼痛：是多囊肾早期症状之一。以胀痛、钝痛、刀割样疼痛、针刺样疼痛为主。急性疼痛或疼痛突然加剧时需注意有无囊肿破裂出血、感染。

④感染：膀胱炎、肾盂肾炎、囊肿感染和肾周脓肿较为常见。

⑤泌尿道结石：20%ADPKD患者合并肾结石，其中以尿酸和草酸盐结石为主。

⑥血尿：30%~50%ADPKD有镜下血尿，甚至肉眼血尿，多由于囊肿壁血管破裂、结石、感染或癌变等。

⑦蛋白尿：一般为少量蛋白尿，24小时尿蛋白定量<1g，极少数为大量蛋白尿者经肾活检证实合并肾小球肾炎。

⑧高血压：是ADPKD早期表现，血压高低与肾脏大小和囊肿多少呈正比，且随年龄增长而上升。

⑨慢性肾衰竭：是ADPKD主要死亡原因，60岁以上患者有50%进入尿毒症期，需要透析或肾移植治疗。

（2）肾外表现：ADPKD肾外表现累及消化系统、心血管系统、中枢神经系统和生殖系统，其中肝囊肿发生率最高，还可伴发心脏瓣膜异常、结肠憩室和颅内动脉瘤。约10%的ADPKD患者死于动脉瘤破裂引起的颅内出血。

（薛宁）

遗传性肾炎有哪些临床表现？

遗传性肾炎常见的临床表现如下：

（1）肾炎综合征与慢性肾功能衰竭：血尿是本病最常见的表现，几乎100%的患者可出现血尿，但大部分是只有在显微镜下才能发现的镜下血尿，所以起病可能非常隐匿。血尿可以在剧烈运动或上呼吸道感染后加重，甚至表现为粉红色或茶色的肉眼血尿。但成年人一般很少有肉眼血尿。另外有70%患者有蛋白尿，半数为肾病综合征，也即有大量蛋白尿。部分患者有高血压，一般是继发于肾功能衰竭的肾性高血压。患者一般于儿童时期起病，逐渐发展至尿毒症。女性较男性病情进展稍慢，男性患者多于壮年死于慢性肾功能衰竭，而女性患者可有正常寿命。

（2）耳聋：40%~60%的患者伴有耳聋，常常是神经性的，多需要电测听才能发现。耳聋严重程度与肾脏病变无显著相关性。

（3）眼异常：主要是圆锥形或球形晶体、黄斑周围白色颗粒沉积等。其他还有一些非特异性异常，如视力异常、白内障等。各家系之间眼部病变的外显率也不同。

（4）其他表现：本病还常常合并其他一些变异类型，如多发性周围神经病变、肌萎缩、血小板病、多发性畸形、高脯氨酸血症、癫痫发作、异常脑电图等。

（傅辰生）

诊断与鉴别诊断篇

- ◆ 常用于肾脏疾病的检查有哪些?
- ◆ 尿常规检查可以提供哪些临床诊断信息?
- ◆ 留取尿液标本有哪些注意事项?
- ◆ 尿红细胞形态检查的方法和临床意义是什么?
- ◆ 尿蛋白测定的方法有哪些,尿蛋白测定应注意什么?
- ◆ ……

常用于肾脏疾病的检查有哪些？

肾脏检查包括尿液、血液、影像学和肾活检病理检查。尿液检查包括尿常规、尿沉渣相差显微镜、24小时尿蛋白定量、中段尿细菌培养等。血液检查包括肾功能和估算肾小球滤过率等。影像学检查包括肾脏和肾血管超声、X线和/或CT、核磁共振（MRI）、同位素肾图等。

（1）尿液检查：

①尿常规：这是最简单、方便的方法，一般医院都可进行，可以根据尿常规结果初步判断有无血尿、蛋白尿及尿路感染等。

②尿相差显微镜：尿常规检查沉渣中每高倍视野超过3个红细胞为显微镜下血尿。如发现有血尿，需做尿相差显微镜进一步检查尿中红细胞形态，进而判断血尿来源。

③24小时尿蛋白定量及尿系列蛋白、尿电解质、尿肌酐、尿素氮、尿酸：收集24小时尿液总量，如果排出的尿蛋白量超过150mg，就被认为有蛋白尿。

（2）肾功能评估：往往肾脏病后期才出现肾功能检验异常。评估时一般抽血检查血尿素和血肌酐。血尿素是尿毒素的一种，它和蛋白质的代谢、肠胃道的出血有关，并不一定表示肾脏病的严重程度。要正确评估肾功能，应做内生肌酐清除率测定来反映肾小球滤过率功能。

（3）影像学检查：

①超声：利用超声在肾脏的回音所形成的影像，可以发现肾脏外形大小及内部构造的变化。

②X线/CT：腹部X线检查不需显影剂，对患者无危险性，平面腹部X线片可看出两侧肾脏的位置、大小、形状，是否有结石；静脉注射尿路造影X线检查是将显影剂由静脉注入体内，从而显现出肾脏、输尿管及膀胱的形态、位置，但肾功能不全患者需谨慎选择该检查。CT可显示肾脏的位置大小，同时更可以将肿瘤、脓肿、结石、囊肿、积水的程度等清晰地显现出来。

③磁共振（MRI）：能查出普通X线不能检查出的占位和形态异常。

④同位素肾图：利用放射性药物注入静脉后，记录放射性药物在肾内浓聚和排出情况，用以判断肾血流量、肾功能等。

（4）肾活检：为有创伤性检查，是诊断肾脏病的金标准，也是制定治疗方案的有力依据。

（张臻）

尿常规检查可以提供哪些临床诊断信息？

尿常规检查是最基本的肾脏检查，可以为诊断、疗效观察和预后提供依据。尿常规检查包括物理学检查（尿量、颜色、透明度、比重、酸碱度）、化学检查（蛋白质、糖）和尿沉渣显微镜检查。其临床意义为：

（1）理化检查：

①尿色：新鲜尿液呈淡黄色或黄色。最常见的变化是红色，以血尿最常见。1000ml尿液所含血量超过1ml时外观可出现红色，即肉眼血尿。

②透明度：正常尿液清晰透明。新鲜尿液发生浑浊可由盐类结晶、红细胞、白细胞、细菌、乳糜尿等引起。

③尿比重：成年人为1.015~1.025，晨尿最高，可大于1.020；婴幼儿尿液比重低。尿比重增高见于急性肾炎、高热、脱水、糖尿病等，降低见于慢性肾炎、尿崩症等。

④酸碱度（pH）：新鲜尿液呈弱酸性，随机尿pH4.5~8.0，晨尿pH6.5，是临床控制药物用量的依据之一。

⑤蛋白质：是定性检查。生理性蛋白尿，当劳累、应激、精神紧张、寒冷、长期站立、妊娠压迫等可以出现，一般为暂时性，尿蛋白定性不超过（+），24小时尿蛋白定量不超过500mg；病理性蛋白尿，多为持续性蛋白尿，见于急慢性肾炎、肾结核、肾肿瘤、肾小动脉硬化、细菌毒素、药物中毒、膀胱炎、尿道炎、肾盂肾炎、多发性骨髓瘤、巨球蛋白血症、溶血性疾病、挤压综合征等。

⑥葡萄糖：尿糖测定是糖尿病筛查、判断病情和观察疗效的指标。阳性见于糖尿病、甲状腺功能亢进、脑垂体前叶功能亢进、肾糖阈降低、颅内压增高、肾功能不全、慢性肝炎等。暂时性糖尿见于精神紧张、摄入大量的糖、妊娠等。尿液中若含有某些还原性物质，如维生素C、尿酸、葡萄糖醛酸及一些随尿液排出的药物，如异烟肼、链霉素、水杨酸等，可使尿糖定性检查出现假阳性。

⑦酮体：用于糖代谢障碍和脂肪不完全氧化的判断和评价。阳性见于糖尿病酮症酸中毒、严重妊娠呕吐、中毒性休克、禁食或过分节食、酒精性肝炎、肝硬化、某些中毒和传染病等。

⑧尿液胆红素和尿胆原：用于黄疸的鉴别。（见表2）

表2 不同类型黄疸患者尿胆原和胆红素变化特点

指标	健康人	溶血性黄疸	肝细胞性黄疸	胆汁淤积性黄疸
尿液颜色	浅黄	深黄	深黄	深黄
尿胆原	±~-	+	+	-
尿液胆红素	-	-	+	+

⑨亚硝酸盐：一般为阴性，阳性提示尿路中存在革兰阴性细菌感染。

⑩白细胞：阳性见于泌尿系炎症，如肾盂肾炎、膀胱炎、尿道炎、前列腺炎、药物性急性间质性肾炎、新月体肾小球肾炎、肾移植排斥反应；也可见于生殖系统炎症，如阴道炎和宫颈炎等。

⑪尿红细胞：每个高倍显微镜视野下，尿液红细胞超过3个以上，称为镜下血尿；尿中含大量红细胞且肉眼观察尿呈血样或洗肉水样时，称"肉眼血尿"，可见于泌尿系统炎症、感染、结石、肿瘤等，应给予重视，并立即到泌尿专科进一步检查，以明确出血的部位和原因。

（2）尿沉渣显微镜检查：主要观察尿液中的有形成分：细胞、管型、结晶。尿镜检中所见的细胞在临床上最有意义的是红细胞、白细胞（脓细胞）及小圆上皮细胞等。

①小圆上皮细胞和鳞状上皮细胞明显增加并伴有白细胞（脓细胞）时，提示泌尿系感染。

②尿中管型的出现提示肾脏有实质性损伤。（见表3）

表3　常见管型组成和意义

管型	组成成分	临床意义
透明管型	Tamm-Horsfall蛋白、清蛋白、少量氯化物	健康人偶见，增多见于肾实质病变
红细胞管型	管型基质+红细胞	急性肾小球病变、肾小球出血
白细胞管型	管型基质+白细胞	感染和免疫反应
上皮细胞管型	管型基质+肾小管上皮细胞	肾小管坏死
颗粒管型	管型基质+变性细胞分解产物	肾实质性病变伴肾单位淤滞
蜡样管型	细颗粒管型演化而来	肾单位长期阻塞、肾小管病变，预后差
脂肪管型	管型基质+脂肪滴	肾小管损伤、肾小管上皮细胞脂肪变性

③尿结晶：生理性结晶，多来自食物及人体正常的代谢，如草酸钙结晶、磷酸盐结晶等，一般无临床意义；病理性结晶，可由疾病或药物代谢异常所致，如胆红素结晶、胱氨酸结晶、亮氨酸结晶、胆固醇结晶等。服用磺胺类药物后，若尿中出现大量磺胺嘧啶结晶或磺胺甲恶唑结晶，应立即停药。

（张臻）

留取尿液标本有哪些注意事项？

尿液标本采集和处理是否正确可直接影响检测结果的准确性。

留取单次尿液时尽量采用医院提供的清洁容器，盛尿容器要清洁干燥，最好使用一次性的容器（如塑料尿杯），避免因用药并清洗不干净而造成的污染，影响检验结果。尿液标本必须新鲜，留取后30分钟~1小时内检查，以免细菌繁殖，留取的尿液应是在膀胱内停留4小时以上的尿液。

留取单次尿液检查时可随意留取任何时间的尿液，为了保存尿液中可能出现的管型及测试尿液浓缩的能力，尽量采集早上的第一次尿液，留取10ml左右即可。女性采集尿液时应主动告知生理期，并听取医生的意见是否需要避开生理期。尽可能取中段尿以避免外阴部或尿道口、包皮等的污染，否则尿液检查易受污染而呈现血尿或蛋白尿等假阳性的结果。特殊化验时，应按特殊要求留取。

留取24小时尿液时，需在上午8时嘱患者排尽尿并弃去。然后将后续尿液全部收集，直至次日上午8时整，让患者排空膀胱中的尿液，并收集在一清洁干燥的大容器中，充分混匀后测量24小时尿总量，并记录，再取100~200ml尿液置清洁干燥容器内送检，同时将24小时尿总量报告化验室。

一次尿液检查的异常虽然不能判断患者一定有肾脏疾病，但需要进一步复查，有时即使1~2次复查正常，也不能判断患者一定没有肾脏疾病，必要时应该定期多次复查。

（张臻）

尿红细胞形态检查的方法和临床意义是什么？

临床上，常采用相差显微镜或光学显微镜油镜观察尿红细胞的大小、形态、色素的变化以及异形红细胞的数量。正常人尿中无红细胞或偶见红细胞，当尿液检查中红细胞>3个/高倍视野为血尿。尿红细胞形态检查以区分血尿来源。

（1）非肾小球性血尿：常见于尿路结石或尿路感染等多种原因引起的尿路血管损伤出血。尿中红细胞形态相对正常，大小均匀，表面光滑，胞质内血红蛋白含量正常。一般尿中红细胞>8000/ml，但异性红细胞<30%。

（2）肾小球性血尿：肾小球疾病常见于肾炎时，肾小球基底膜破坏，因而体积较大的红细胞从肾小球漏出时，受到挤压而变形损伤，当经过肾小管时，变形受损的红细胞受原尿渗透压、pH值的影响发生破损，在相差显微镜下，尿红细胞大小不一、形态各异。尿中变形红细胞占优势，占70%以上。肾小球性血尿的特点及形态上的变化大致有以下几点：①浓缩的红细胞。②芽孢状红细胞。③红细胞碎片。④大型红细胞。⑤古钱样细胞伴有芽孢状突出。⑥红细胞有间断的致密物呈颗粒样沉着。⑦红细胞的细胞膜不明显，细胞膜破裂，部分胞质丢失。

（3）混合性血尿：是指在尿中兼有一定比例正常红细胞和变形红细胞（各占50%）。混合性血尿可能由肾小球和非肾小球双重病理学变化所引起，提示这种出血不是起源于一个部位，有肾小球性，也可能伴有下尿道出血。引起混合性血尿的疾病不多，以IgA肾病居首位。

（徐夏莲）

尿蛋白测定的方法有哪些，尿蛋白测定应注意什么？

（1）一般尿蛋白检查

①尿蛋白定性试验：a.尿蛋白试纸条带法：碱性尿可呈假阳性反应，故试验应注意尿液pH值（pH<8）。b.硫柳酸法：该试验呈阴性时，可视为尿中无蛋白，试验呈阳性反应时，应注意排除青霉素、造影剂、磺胺类药引起的假阳性。此外，尿标本混浊会影响结果。c.加热醋酸法：注意尿蛋白定性试验结果受尿量的多少影响。

②尿蛋白定量：24小时尿蛋白定量法、双缩脲法、染料结合法等。尿蛋白定性与定量关系：尿蛋白 ±~+定量0.2~1g/d，+~++定量1~2g/d，+++~++++定量>3g/d。正常尿蛋白定量20~150mg/d，定性阴性。

（2）尿白蛋白排泄率检查：

正常值<30mg/d。当超过30mg/d对糖尿病肾病有诊断价值，但应排除糖尿病患者尿路感染、高血压和心衰导致的尿白蛋白排泄增加。

（3）尿 β_2-微球蛋白（β_2-MG）：

β_2-MG来源于机体各种细胞，每天产生量恒定，可通过肾小球基底膜，99.9%被近端肾小管重吸收，故尿中 β_2-MG仅微量。当血中 β_2-MG正常，尿中 β_2-MG 升高，应考虑是否为肾小管功能下降所致。血中 β_2-MG 升高，见于肾小球滤过功能下降。当排除感染、肿瘤、慢性肝病、风湿病后，如血和尿中 β_2-MG 均升高，考虑为慢性肾损害。

（4）尿本周蛋白：

是游离的免疫球蛋白轻链，当血中浓度升高后经肾小球滤过，被肾小管重吸收，当超过肾小管重吸收阈值后，尿中浓度增加。主要用于多发性骨髓瘤、原发性淀粉样变、巨球蛋白血症的诊断。

（5）尿纤维蛋白降解产物：

纤维蛋白或纤维蛋白原在纤溶酶作用下，降解成许多碎片，成为纤维蛋白降解产物（FDP）。当体内抗凝血活跃或肾小球基底膜损伤严重，或局部炎症均可造成尿FDP阳性。

（6）尿转铁蛋白：

当肾小球肾炎基底膜分子屏障损伤后，血中转铁蛋白可经基底膜漏出到肾小管腔内，尿中可出现转铁蛋白。

（徐夏莲）

为何需要反复做尿液检查？

肾脏生理功能，主要是生成尿液，排出体内过多水和代谢产物。所以尿液检查是评估肾脏疾病最常用的首选检查。尿液检查用于泌尿系统疾病的诊断和疗效判断。原发性或继发性肾小球疾病、小管间质疾病、泌尿系统炎症等均会出现尿检异常。例如肾小球肾炎常以蛋白尿、血尿起病；小管间质疾病也有少量蛋白尿；尿路感染除了有尿频、尿急、尿痛症状外，均有白细胞尿。一些继发性肾病如糖尿病肾脏疾病、狼疮肾炎、药物相关性肾病和遗传性肾病常常通过尿检来诊断或鉴别诊断。疾病早期尿液检查或许正常，但随着疾病的进展会出现尿检异常。患者接受治疗后病情好转，尿检相应指标也改善，故尿检是肾脏病患者定期随访的必要内容。此外，由于许多药物如抗生素、造影剂等常引起肾损害，用药前和用药过程中观察尿液变化有利于药物监护。因此，反复做尿液检查是必要的。

（徐夏莲）

慢性肾病为何尿液检查常显示"正常"？

首先慢性肾病可以分为肾小球肾炎和肾小管间质炎。多数慢性肾小球肾炎病例起病缓慢、隐匿。在起病初期，慢性肾病患者的尿检可以显示"正常"，但随着疾病进展，尿检会出现异常。此外，慢性肾小管间质炎主要表现为肾小管功能减退，尿常规改变轻微（仅微至少量蛋白、红细胞及管型），尿液检查可以显示"正常"。此外，尿液检查大多为随机尿，尿量会影响检查结果，若患者尿中含微至少量蛋白或镜下血尿，尿量多时尿检可以显示"正常"。

（徐夏莲）

临床上怎样检查肾小球的滤过功能？

（1）血清肌酐浓度（Scr）：血清肌酐浓度测定是评估肾脏排泄功能最常用的方法。大部分肌酐是体内肌肉组织代谢产物，经肾小球滤过，不被肾小管重吸收。当肾小球滤过功能明显下降（往往下降50%左右）时，血清肌酐浓度就会开始升高。由于受个体肌肉量、性别、年龄等的影响，血清肌酐水平个体差异较大。

（2）肌酐清除率（CCr）：CCr是指肾小球在单位时间内清除体内多少毫升血浆内的肌酐，能较早地反映肾小球滤过功能损害程度。计算公式：

CCr=[尿肌酐浓度（μmol/L）× 每分钟尿量（ml/min）]/血肌酐浓度（μmol/L）

在多数成人中，当CCr下降50%左右时，血清肌酐才会开始升高。但由于血清肌酐水平个体差异较大，而且CCr计算方法均可能有一定误差，多数往往容易偏低，因此不能仅通过一次CCr结果来评价肾功能。

（3）血清尿素氮（BUN）：尿素氮是体内氨基酸终末代谢产物，可自由经肾小球滤过，40%~60%在肾小管与集合管被重吸收。只有当肾脏肾小球滤过率下降到正常的50%以下，血尿素氮才会明显上升。故早期判断有无肾小球功能损伤，BUN指标是不敏感的。如存在甲亢、高热和胃肠出血等情况，血尿素氮和肌酐会不成比例地升高，故需要鉴别。

（4）血半胱氨酸蛋白酶抑制蛋白C（Cystatin C）：人体内所有有核细胞均可表达，且能经肾小球滤过，被近曲小管重吸收并完全代谢。因此对于评估肾排泄功能损伤，血清Cystatin C可能是比肌酐更敏感、更特异的指标。肾小球滤过率（GFR）轻微下降就可引起Cystatin C水平升高至超过正常值，而此时血肌酐水平仍在正常值范围。

（5）同位素法测GFR：用放射性核素标记，根据核素肾动态显像可测出双侧肾脏各自的GFR。但其结果受同位素衰减以及操作人员经验的影响，也存在一定局限性。

（徐夏莲）

什么是估算的肾小球滤过率？

血肌酐浓度可以粗略地反映肾小球滤过率（GFR）水平，但许多因素能影响血肌酐浓度。估算的GFR（eGFR）是用血肌酐通过预测公式计算得出的GFR，预测公式考虑了血肌酐、年龄、性别、种族、体重等因素的影响。对于成人，可以运用CG公式、MDRD公式和CKD-EPI公式来计算。GFR的估计值是所用评价肾功能方法中最好的。

CG公式：CCr（ml/min）=[（140-年龄）×体重（kg）]/（72×Scr）（女性 ×0.85）。

MDRD公式：GFR[ml/（min·1.73m^2）]=170×Scr-0.999×年龄-0.176×尿素氮-0.170×0.318×白蛋白×0.762（女性）×1.18（非洲裔）

（Scr单位：mg/dl；年龄单位：岁；尿素氮单位：mg/dl；白蛋白单位：g/dl）

CKD-EPI公式：非非洲裔人群适用公式如表4，是目前最为常用的eGFR公式。

表4　适用于非非洲裔人群的CKD-EPI公式

性别	血肌酐水平（μmol/L）	CKD-EPI公式
女性	≤62	eGFR=144×（Scr/62）$^{-0.329}$×（0.993）^{年龄}
	>62	eGFR=144×（Scr/62）$^{-1.209}$×（0.993）^{年龄}
男性	≤80	eGFR=144×（Scr/80）$^{-0.411}$×（0.993）^{年龄}
	>80	eGFR=144×（Scr/80）$^{-1.209}$×（0.993）^{年龄}

（徐夏莲）

为何血肌酐常常不能准确反映肾功能？

体内肌酐绝大部分为内源性，是机体内肌肉代谢产物，也可从食物中摄取少部分。成人每天肌酐产生量恒定，而肌组织容积较大的年轻人血肌酐含量应高于瘦小的人和老年人。血肌酐经肾小球滤过，在肾小管内很少吸收，肾小管也会排泌。当肾小球滤过率下降时，肾小管排泌的肌酐占全部排泌肌酐的主要部分，导致过高评估GFR的水平。由于肌酐清除率与血肌酐之间存在相关性，除非GFR有实质性的下降，血肌酐水平不会超出正常值范围。尤其在肌肉量较小的患者中，在肾功能受损50%~70%时（代偿期），肌酐清除率下降而血肌酐仍可保持在正常水平。当GFR下降到正常的50%以下时，血肌酐才开始迅速上升，故血肌酐对肾功能反应不敏感。此外，进食肉类、咖啡、茶类等外源性肌酐来源物，剧烈运动加剧肌肉代谢，服用经肾小球离子通道排泄药物，均会造成血肌酐假性上升。血肌酐水平随个体的肌肉量、性别、年龄等不同有较大的变化，因此常常不能准确反映肾功能。

（徐夏莲）

血尿素氮有何意义？

尿素氮是体内氨基酸终末代谢产物。尿素的生成量取决于饮食中蛋白质摄入量、组织蛋白质分解代谢及肝功能情况。血中尿素全部从肾小球滤过，正常情况下40%~60%尿素在肾小管与集合管被重吸收，肾小管亦可排泌少量。血中尿素氮测定虽可反映肾小球滤过功能，但肾小球滤过功能需下降到正常的50%以下，尿素氮值才会升高，因此并不能敏感地反映肾小球滤过功能。其水平受诸多因素影响，如高热、感染、消化道出血、脱水、进食高蛋白饮食等。血尿素氮增高可见于以下情况：

（1）各种肾脏疾病晚期：如慢性肾炎、糖尿病肾病、狼疮肾炎、严重肾盂肾炎、肾结核、肾血管硬化症、先天性多囊肾和肾肿瘤等引起的肾功能障碍。当肾功能损伤较重时，血尿素氮才会升高。

（2）见于蛋白质分解代谢旺盛患者：如甲状腺功能亢进、消化道出血、大面积烧伤、高热、使用大剂量皮质激素治疗，摄入大量蛋白性食物，均可致蛋白分解代谢增强而出现非肾性高尿素氮。此种情况常与血肌酐不成正比。

（3）肾前性因素：当机体内有效循环血容量不足时如充血性心力衰竭、休克、消化道大出血、脱水、严重感染、糖尿病酮症酸中毒、肝肾综合征或长期使用利尿剂等，血尿素氮常升高而血肌酐正常，说明肾血流量下降，肾小管对尿素氮重吸收增加导致血中尿素氮稍升高。

（4）肾后性增高：前列腺肥大、肿瘤压迫所致的尿道梗阻或两侧输尿管结石等。因尿路梗阻增加肾组织压力，使肾小球滤过压降低。此外，尿路梗阻使集合管变薄，对尿素氮重吸收增加，造成尿素氮含量升高。

（徐夏莲）

血尿酸升高与肾脏有关系吗？

尿酸是嘌呤代谢的终末产物，当体内嘌呤代谢紊乱或肾脏排泄尿酸能力下降时，均可导致人体的血尿酸升高。慢性肾功能不全患者常伴有血尿酸的升高。同样，高尿酸血症常常可引起肾损害。尿酸引起的肾损害可表现为3种类型，即慢性尿酸性肾病、尿酸性肾石病和急性尿酸性肾病，三者可互有重叠。在显微镜下观察，100%的痛风患者都有慢性肾损害，这主要是尿酸盐结晶沉积于肾组织以及尿酸盐结晶阻塞肾小管所致。但值得注意的是，这类患者多数并无任何症状，直到出现严重肾损害，甚至尿毒症阶段才被发现。急性尿酸性肾病是体内尿酸生成急剧增加所致，常引起急性肾衰竭。痛风患者的肾结石发病率比普通人高许多倍，血尿酸水平越高，患肾结石的可能性越大。尿酸结石可被X线透过，因此不能在普通X线平片中发现，需通过超声、CT或肾盂造影才能确诊。部分患者在痛风和高尿酸血症治疗中，使用的部分药物可能会导致药物性肾损伤。故血尿酸升高与肾脏损害关系密切。

（徐夏莲）

评价肾小管功能的指标有哪些？

（1）肾小管最大重吸收量的测定：通过肾小管葡萄糖最大重吸收量来反映。正常人尿糖阴性，当血糖在8.9~10mmol/L时，可出现尿糖，故称为肾糖阈；如血糖正常、糖耐量试验正常而尿糖阳性，称为肾性糖尿，为近端小管重吸收糖的功能减退所致。

（2）尿氨基酸测定：血中氨基酸经肾小球滤过，绝大部分在近端小管内被重吸收。如在同样饮食情况下，患者尿中氨基酸排出异常增多，则考虑为近端小管重吸收功能减退。

（3）尿 β_2-微球蛋白（β_2-MG）测定：β_2-MG来源于机体各种细胞，每天产生量恒定，为小分子蛋白，经肾小球自由滤过，绝大部分在近端小管被重吸收，故尿中含量极微。当血中 β_2-MG正常，尿中 β_2-MG升高，考虑为近端小管重吸收功能受损所致。

（4）尿N-乙酰-β-D-氨基葡萄糖苷酶（NAG）：该酶在近端肾小管上皮细胞内含量丰富，当近端肾小管功能正常时，此酶不会释放到尿中。当近端肾小管因急性炎症受损后，此酶释放到小管腔内，尿中NAG含量明显升高。由于在正常情况下NAG酶不能经肾小球滤过，故尿中NAG是近端肾小管损伤最敏感指标之一。

（5）远端肾小管功能检查

①尿相对密度：正常人24小时总尿相对密度为1.015~1.03，尿相对密度低，说明肾小管浓缩功能差。临床上常观察昼夜尿相对密度之比，成年人正常尿量为1000~2000ml/24h，夜尿量<700ml，昼夜尿之比（3~4）：1，尿相对密度最高一次>1.018，最高一次与最低一次尿相对密度之差>0.009。

②尿的浓缩稀释试验　浓缩试验是观察在机体缺水的情况下，远端小管浓缩尿的能力。通过准确地测定尿比重，即可了解远端小管的浓缩功能。尿的稀释功能亦反映远端小管功能，但因需短时内大量饮水，可引起不良反应，又可受肾外因素影响，故很少采用。

③尿渗透压的测定：尿渗透压仅反映尿中排泄溶质的量，故在测定肾小管浓缩稀释功能上，尿渗透压比尿比重更为理想。成人尿渗透压为600~1000mOsm/（kg·H_2O），上下限均应高于血浆渗透压。禁水8小时后晨尿渗透压>700~800 mOsm/(kg·H_2O)。当远端肾小管功能下降后，尿渗透压随之下降。

④自由水清除率（C_{H_2O}）：是指单位时间内从血浆中清除到尿中不含溶质的水量。正常人排出均为含有溶质且浓缩的尿，故C_{H_2O}为负值。正常人禁水8小时后晨尿C_{H_2O}为–120~–25ml/h，可用于了解远端肾小管浓缩功能。

⑤氯化铵负荷试验：正常情况下远端肾小管排泌H^+和NH_3，机体内有机酸经从尿中排出，保持血 pH 在 7.35~7.45，尿液 pH<6。正常情况下，氯化铵试验尿 pH<5.5，如试验后尿 pH>5.5，提示远端肾小管酸化功能受损。

（徐夏莲）

肾脏的内分泌功能有哪些，有什么临床意义？

（1）肾素–血管紧张素–醛固酮系统：肾脏球旁细胞可分泌肾素，在肾素作用下使肝内合成的血管紧张素原转变为血管紧张素Ⅰ，后者在肺内血管紧张素转换酶的作用下生成血管紧张素Ⅱ，具有很强的缩血管作用，可使血压升高，并能刺激醛固酮分泌。

（2）肾小球旁器可生成促红细胞生成素，刺激骨髓，促进定向干细胞向红细胞系发展，并促进红细胞成熟与释放。

（3）肾脏间质可产生1–羟化酶，使在肝脏活化的25–羟维生素D转达变成激素形式的1,25–二羟维生素D_3，以调节钙、磷代谢。

（4）激肽释放酶–激肽–前列腺素系统：肾髓质间质细胞主要合成前列腺素（PG）E_2、A_2和$F_{2\alpha}$。此外，肾脏富含激肽释放酶，可将血浆激肽原转变成缓激肽。激肽、PGE_2和PGA_2均可扩张血管、降低外周阻力和促进肾小管钠水排出，调节血压。

（5）甲状旁腺激素和胃泌素：肾脏也可灭活胃泌素、胰岛素、甲状旁腺素等内分泌激素。肾功能受损时，上述激素的产生、代谢不能正常进行。

（6）肾外激素的靶器官：如甲状旁腺素、降钙素等可影响及调节肾脏功能。可见，肾脏在维持机体内环境稳定方面发挥着重要的功能。

（徐夏莲）

X线影像学检查在肾脏结构及功能评价中有什么意义？

（1）腹部平片：是泌尿系统X线检查的初步检查，可观察：①肾脏大小、形状和位置；②显示泌尿系结石和钙化的部位；③肾轮廓局部向外呈半球形突起的巨大囊肿；④陈旧性感染性肾囊肿或脓肿可见弧形或蛋壳样钙化，实质内对称分布砂粒样钙化见于髓质海绵肾，肾实质内局限性砂粒样斑点样钙化见于肾结核。摄片前应泡服番泻叶等药物清洁肠道以免粪便和气体干扰。缺点：成像清晰度差。

（2）静脉肾盂造影：经静脉注射不透过X线的含碘造影剂，造影剂经肾脏排泄，X线照射下可显示泌尿器官的内部解剖结构，包括肾外形、轮廓及肾盂、肾盏、输尿管、膀胱和尿道，既可提供尿路的解剖学结构、通畅程度，也提供了肾脏生理、功能情况。缺点：部分患者可出现造影剂（对比剂）肾病。

（张臻）

肾脏超声检查有什么临床意义？

（1）确定肾脏的位置及移动度：判断游离肾、异位肾；若肾脏位置下移，多见于肾下垂。

（2）测定肾脏大小：正常肾脏的超声测值为左肾上下径平均9.11±1.02cm；右肾上下径平均9.04±1.11cm。肾脏扩大见于多囊肾、急性肾衰、肾占位等，缩小见于慢性肾衰或肾脏先天性发育障碍。

（3）判定肾脏疾病：肾囊肿、肾结石、肾积水、肾结石、多囊肾、肾占位等都有各自特定显像，超声对这些疾病的诊断具有重要意义，特别是肾积水、多囊肾晚期、肾肿瘤等无功能肾。X线静脉肾盂造影不能显示肾的图像，此时根据超声所见结合临床有利于诊断的准确度。因此，目前肾脏超声通常作为肾脏疾病的常规检查。

对患者肾脏做彩超检查，除了可以获得黑白超声检查的二维解剖信息外，还可以应用彩色多普勒血流显像技术来了解肾脏的肾动脉、主肾动脉、段动脉、叶间动脉、弓状动脉血流信号充盈分布状况。如果在检查中一侧肾脏局部或整个肾脏血流充盈明显减少甚至消失，那么就可以判定该侧肾脏发生肾动脉栓塞。通过彩色多普勒技术可以判断栓塞的是哪一支肾动脉血管，甚至可以判断血管栓塞的程度及栓塞的部位，指导临床采取正确有效的治疗方案及措施。

（张臻）

哪些情况需要做肾脏CT检查？

肾脏CT能查明肾脏占位的位置、大小、形态、侵犯范围，可识别肿块为实质性、囊性、感染性、脂肪性或钙化性、肾周血肿、肾周脓肿等病变，做出定性诊断；对超声检查不能显示的细小钙化、结石或阴性结石，检出率较高。肾脏CT也可鉴别肾炎、肾动脉狭窄、梗阻性肾病和慢性肾盂肾炎导致肾脏体积缩小的不同肾衰竭形态：①肾炎、肾动脉狭窄、梗阻性肾病导致弥漫性、均匀的肾实质萎缩，肾轮廓光滑，肾窦和肾周脂肪明显增多；肾动脉狭窄和肾炎的肾盏正常，而梗阻性肾病则肾萎缩肾盏扩张。②慢性肾盂肾炎：肾脏不仅表现为小而皱缩，而且有炎性瘢痕所致的肾盏变形，肾轮廓不规则，主要累及一侧肾脏。

（张臻）

哪些情况需要做肾脏磁共振（MRI）检查？

（1）MRI能查明肾脏占位的位置、大小、形态、性质和侵犯范围，定性准确，比CT敏感，但MRI诊断肾肿瘤是否一定优于CT等其他影像检查，目前尚无定论。

（2）MRI对肾脏软组织的分辨率高，不用造影剂就可区别肾皮质与肾髓质，确定病变的部位、性质，能较好地鉴别肾周脓肿等。

（3）可判定肾脏损伤的部位、范围、肾周血肿或尿液外渗以及术后并发症。

（4）对肾结核的诊断优于CT。

（5）无创性观察肾移植后有无排异反应。

（6）鉴别肾动脉狭窄时，肾动脉MRI（MRA）检查无须使用可能有肾损害的含碘造影剂，诊断准确率较高，特别对肾移植和肾功能不全患者更是适用。

（张臻）

如何检查肾脏的血管有无疾病？

肾血管疾病主要分为肾动脉疾病和肾静脉疾病两大类，前者常见的有肾动脉硬化、肾动脉狭窄、肾动脉栓塞及血栓形成、肾动脉炎、肾动脉瘤、肾动脉瘘及肾小血管病变等，后者主要包括肾静脉血栓形成。怀疑肾血管疾病时需做如下检查：

（1）肾血管彩色多普勒超声检查：如发现一侧肾脏缩小，可能为单侧肾动脉狭窄；肾动脉彩色多普勒超声检查可以了解肾动脉主干有无狭窄，有无肾动脉、肾静脉栓塞及血栓形成。但左肾动脉及肥胖者、肠胀气者的肾脏结构可能显示不清。

（2）肾动脉/静脉增强CT（CTA/CTV）：需使用含碘造影剂行增强CT检查，可清晰显示肾动脉/静脉主干及其分支的狭窄部位及程度，或是否合并血管畸形或血管瘤等。

（3）磁共振血管成像，具有无创、无辐射、不使用肾毒性造影剂以及诊断准确率较高等优点，特别对肾移植和肾功能不全患者更是适用。

（4）同位素肾动态扫描：注入同位素标记显影剂后放射性试剂随血流充盈腹主动脉和肾动脉并灌注于肾血管床。还可通过肾血流灌注情况估计肾小球滤过率。

（5）肾动脉/静脉造影：可显示病变是单或双侧、病变部位及范围、有无侧支循环以及肾实质显影情况，也是最终证实有无肾血管狭窄及狭窄程度的"金标准"。但此两种方法费用较高，需动脉或静脉穿刺置管，有一定创伤性。当患者血肌酐已升高时，以上两种检查方法皆不宜采用，以免造影剂引起急性肾损伤，加重肾功能损害。

（张臻）

肾图能正确评价肾功能吗？

同位素肾图（简称"肾图"）将放射性核素标记物注入人体，了解两侧肾脏的血供情况、肾脏滤过功能和上尿路通畅情况。方法简便，使用安全，易于重复，对诊断肾脏疾病及病情的动态观察均具有一定的价值。肾图可反映尿路梗阻的程度和有无肾功能损害，比其他检查更为灵敏。上尿路梗阻仅在病侧呈梗阻曲线，下尿路梗阻则可影响两侧肾图。

肾图可估计肾功能受损的程度，了解病变累及单侧肾脏还是双侧肾脏，从而有助于临床鉴别。但是肾图在反映肾小球滤过功能受损方面也有不足，可能因为肾炎等许多肾脏疾病导致部分肾单位结构破坏功能丧失，健存肾单位相对正常或代偿性肥大，功能基本正常。此时肾图主要是这些相对正常肾单位功能的反映，故结果会较真实肾小球滤过率（GFR）高。

（张臻）

经皮肾穿刺活组织检查的临床意义是什么？

经皮肾穿刺活组织检查（简称"肾穿刺活检"）可以帮助明确诊断各种肾小球疾病、肾小管间质疾病、移植肾疾病以及帮助明确急、慢性肾功能衰竭的病因等。

另外，根据肾穿刺活检的病理表现，还有助于医生推断患者的肾脏病究竟是新发的，还是已经有一段时间了？以后的发展速度又可能是什么样？

最后，因为肾脏病治疗经常需要使用糖皮质激素或免疫抑制剂，而且往往使用时间较长，但是这些药物长期使用的不良反应比较多。肾活检是诊断肾脏疾病的"金标准"。患者究竟属于哪一种肾脏病，又是否仍处于免疫活动期，肾穿刺活检结果是最好的明证。所以，医生在制定相应的治疗方案时，必需根据肾穿刺活检的结果，做到有的放矢。

（方艺　何建强）

肾穿刺有哪些方法，各有什么优缺点？

肾穿刺有3种方法：

（1）开放肾穿刺：全麻下外科手术暴露肾下极，然后用肾穿针取材。优点是成功率可达100%，并可多部位取材，取材量充足；缺点是创伤较大。

（2）经静脉肾穿刺：导管从右颈静脉进入，经肾静脉到达肾下极，从导管内释放肾穿针取材。优点是有创伤出血时，血液仍可进入血循环。缺点是操作仍旧较烦琐，而且需要使用造影剂，而造影剂可能会产生过敏、肾毒性、心功能不全加重等不良反应。

（3）经皮肾穿刺：经腰部皮肤直接进针到达肾下极取材，一般在超声引导下进行。该法是目前应用最广泛的肾活检方法，最大优点是创伤小，但是定位技术十分重要，否则穿刺有一定的盲目性。

（方艺　何建强）

肾穿刺活检的适应证及禁忌证有哪些？

肾穿刺活检通过穿刺针进入肾脏，取出部分肾脏组织进行病理学检查，是目前明确诊断很多肾脏疾病（包括急慢性肾小球肾炎、间质性肾炎、肾病综合征等）的金标准，属于有创检查，具体适应证及禁忌证见表5。

表5　肾穿刺活检的适应证和禁忌证

适应证	禁忌证	
	绝对禁忌证	相对禁忌证
蛋白尿、肾小球来源血尿，急进性肾小球肾炎，原因不明急性肾损伤，慢性肾功能减退但肾脏体积未明显缩小，全身性疾病继发的肾损害，肾移植后出现蛋白尿、血尿、肾功能减退等，根据病情需要的重复肾活检	明显出血倾向，不配合操作，肾体积明显缩小，肾血管瘤，海绵肾，多囊肾	活动性肾盂肾炎，肾脏异位或游走，未控制的严重高血压，过度肥胖，大量腹水，剧烈咳嗽，心功能不全，妊娠，孤立肾

（方艺）

肾穿刺活检可能会产生哪些并发症，怎样预防和处理？

肾穿刺活检可能出现的并发症有出血、感染、周围脏器损伤、动静脉瘘、尿漏、尿潴留等。

（1）出血：可能是只有显微镜才能检出的轻微镜下血尿、也可能是可以看得见尿色发红的肉眼血尿。如果不小心刺入较大的血管，尤其是动脉，还有可能形成肾包膜下积血，出血量大时甚至会引起低血压休克。预防的方法有：术前排除有肾穿刺禁忌证的患者、术前及时停用抗凝抗血小板的药物、术前预防性使用凝血酶等药物、训练患者练习吸气屏气、术中准确定位、选取肾下极外侧进针、避开较大的血管或动脉瘤等血管畸形、进针时间短、严格控制进针深度、术后穿刺点加压包扎、患者静卧8小时以上等。术后监测尿色、尿量、血压，必要的时候监测血红蛋白浓度，及早发现可能的出血，尤其是严重的出血。如果少量出血，只需水化碱化尿液；出血量较多，可以使用凝血酶肌注或静推，必要的时候补充晶体及胶体溶液以维持血容量。大出血时可能需要介入手术或开腹手术止血。

（2）感染：排除穿刺点局部皮肤等软组织感染或肾盂肾炎活动期的患者、严格无菌操作，一般极少引起感染。一旦发生感染，需要抗感染药物治疗。

（3）周围脏器损伤：严格掌握肾穿刺适应证、排除有禁忌证的患者、叮嘱患者注意术中配合、准确定位、控制进针深度等可以预防。超声定位直视下穿刺一般极少发生周围脏器损伤，但盲穿时可能发生。一般损伤较轻时无须处理，如果损伤较重，必要时外科介入处理。

（4）动静脉瘘：准确定位，避开大血管，可以预防形成较大的瘘。一般较小的动静脉瘘无须处理，较大的可以采用介入术栓塞。

（5）尿漏：叮嘱患者注意术中配合、准确定位、控制进针深度等可以预防。轻度尿瘘无须处理，重度需外科手术治疗。

（6）尿潴留：大多由于患者不适应卧位排尿，少数是肾穿刺出血、血块堵塞尿路造成。术前训练患者卧位排尿，预防、治疗肾穿刺出血可以预防尿潴留。不适应卧位排尿引起的尿潴留，可先行试用小腹按摩、哨音诱导等办法，无效时可进行导尿。血块造成的尿路梗阻，在加强止血的同时可以进行膀胱持续冲洗，必要时利用膀胱镜取出血块，解决尿潴留。

（方艺　何建强）

原发性肾小球疾病是如何进行临床分型的?

原发性肾小球疾病根据疾病的自然病程、起病的快慢程度以及转归,可以分为急性肾小球肾炎、急进性肾小球肾炎和慢性肾小球肾炎。

急性肾小球肾炎常常由上呼吸道感染、皮肤感染引起,以溶血性链球菌居多,感染和肾脏病发生之间一般相隔1~3周。临床上可见蛋白尿和(或)血尿、水肿、高血压,部分患者合并不同程度肾功能下降。病理分类上常常是毛细血管内增生性肾小球肾炎,电镜下可见上皮下驼峰样电子致密物沉积。虽然是急性起病,但大多数患者是自限性的,也就是说往往不需要特殊治疗,可以自行好转并且痊愈,伴随有血中补体水平的降低和恢复。但是有些重症病例可以伴发严重的少尿甚至无尿、水肿、高血压和心功能不全,如果不积极治疗也会有生命危险。急性肾小球肾炎好发于儿童和青年。

急进性肾小球肾炎的特点是起病特别急、特别重,进展也特别快。临床表现常常是大量蛋白尿伴血尿、高血压和快速进展的肾功能不全,经常在半年之内就会由肾功能正常发展至尿毒症。病理上可以是多种类型,比如IgA、寡免疫复合物沉积性肾病等,肾活检可见有一定数量的新月体形成。

慢性肾小球肾炎的特点是慢性迁延不愈的蛋白尿和(或)血尿,后期常常伴发肾性高血压。慢性肾小球肾炎的病理类型多种多样,病理类型不同,发展的速度以及最后的结局也有所不同,部分患者缓慢进展至尿毒症,也有患者可以较长时间保持肾功能正常。

(方艺 何建强)

原发性肾小球疾病是如何进行病理分型的?

根据在光学显微镜、免疫荧光显微镜、电镜下观察到的肾组织病变的范围和性质,原发性肾小球疾病可分为微小病变性肾病、局灶节段性肾小球肾炎、弥漫性肾小球肾炎和未分类肾小球肾炎。微小病变性肾病，一般光镜下没有明显的异常，免疫荧光检查也全部阴性，电镜下可以看到上皮细胞触突融合和微绒毛形成。局灶节段性肾小球肾炎是指那些病变分布呈局灶性、有时候仅累及某些肾小球部分节段的肾小球疾病。弥漫性肾小球肾炎则同指那些病变分布弥漫的疾病，又可以分为膜性肾病、增生性肾炎和硬化性肾小球肾炎。膜性肾病一般只有肾小球基底膜的病变，而肾脏固有细胞，如系膜细胞、内皮细胞、上皮细胞等都没有明显的增生。硬化性肾炎是指50%以上的肾小球已经发生全球性的硬化，硬化的肾小球不仅形态结构完全破坏，而且完全没有功能。增生性肾炎又可分为系膜增生性肾小球肾炎、毛细血管内增生性肾小球肾炎、系膜毛细血管性肾小球肾炎、致密物沉积性肾小球肾炎和新月体性肾小球肾炎。

（方艺　何建强）

肾小球疾病的临床分型与病理分型之间有联系吗？

肾小球疾病的临床分型和病理分型之间联系紧密，比如急性肾小球肾炎在病理分型上是弥漫性毛细血管内增生性肾小球肾炎；急进性肾小球肾炎典型的病理表现就是大量新月体形成；狼疮肾炎典型的病理表现是白金耳现象、免疫荧光显示"满堂亮"现象等。病理上如果增生较明显，临床上常常处于疾病的活动期或急性加重期，血尿比较多见。病理上如果以慢性化病变为主，临床上则常常处于疾病缓慢进展期。但是也常常有临床分型与病理分型不能一一对应的情况，既有一种临床分型由多种病理类型引起的情况，也有一种病理类型产生多种临床分型的情况。比如：慢性肾小球肾炎可以是微小病变性肾病、局灶节段肾小球硬化、膜性肾病、系膜增生性肾小球肾炎、系膜毛细血管性肾小球肾炎等多种病理类型；而系膜增生性肾小球肾炎则既可能是一般的慢性肾小球肾炎，甚至隐匿性肾炎，但也可能表现为肾病综合征。

所以，临床工作中医生常常根据患者的临床表现去推断其病理分型，但这并不能否定肾穿刺活检的价值。肾穿刺活检的病理结果仍旧是明确肾小球疾病诊断必不可少的重要依据。只有将临床分型和病理分型结合起来，才能反映患者肾小球疾病的全貌。

（方艺　何建强）

表现为肾病综合征的有哪些疾病，如何鉴别诊断？

临床上只要出现"三高一低"的症状即可称为肾病综合征。所谓"三高一低"即是高度的水肿、高度的蛋白尿（大量蛋白尿，尿蛋白>3.5g/d）、高脂血症和低白蛋白血症。肾病综合征是一大类疾病的统称。常表现为肾病综合征的原发性肾脏疾病有：微小病变性肾病（MCD）、膜性肾病（MN）和局灶节段性肾小球硬化（FSGS）及膜增生性肾小球肾炎（MPGN）这些病理类型。其他一些疾病，如部分IgA肾病患者也可出现肾病综合征的表现。MCD、FSGS、MN、MPGN在临床上有一定的差别。如MCD多见于儿童，一般儿童肾病综合征90%以上为微小病变。微小病变一般不出现肾性血尿，糖皮质激素治疗往往是敏感的，一般足量糖皮质激素治疗2~4周即可出现尿蛋白完全转阴。微小病变预后良好，一些儿童患者可以彻底临床治愈。而MN则多见于中老年人，男性多见。原发性MGN患者绝大多数无肉眼血尿及镜下血尿，一般单纯应用糖皮质激素无效，往往需要糖皮质激素联合应用免疫抑制剂治疗。MN的长期预后差于MCD，但优于FSGS。即使是诊断为特发性MN的患者在随访过程中也需密切寻找可能的继发因素，特别是相当一部分老年MN患者是由于肿瘤所致，而儿童MN患者常常伴有乙型肝炎。FSGS患者的发病年龄介于MCD和MN之间，多见于青少年，亦是男性好发。FSGS患者临床症状上可以合并有少量的镜下血尿，随病情进展，较快地出现肾性高血压及肾功能的减退。糖皮质激素治疗需要疗程长，一般足量糖皮质激素治疗3个月以上才有不足50%的患者尿蛋白转阴，其他的免疫抑制剂疗效也不确定。FSGS的预后较差。膜增生性肾小球肾炎也可表现为肾病综合征，但这类疾病往往伴有较多的肾性血尿，同时膜增生性肾小球肾炎可以出现持续的低补体血症。此外少部分IgA肾病患者也可出现肾病综合征，且肾脏病理改变类似于微小病变，但这究竟是IgA肾病合并有微小病变还是单一的IgA肾病尚存争议。当然，对于肾病综合征的准确病理分型还有赖于肾活检。

一些继发性疾病（如狼疮肾炎、糖尿病肾病、多发性骨髓瘤、ANCA相关性血管炎、肾脏淀粉样变、过敏性紫癜、乙肝相关性肾病）以及药物、毒物等引起的肾脏受累也可表现为肾病综合征。这往往是原发疾病累及肾脏的表现，对它们的鉴别诊断则是要明确引起肾脏病变的原发疾病。

（刘红）

临床上如何诊断微小病变性肾病？

微小病变性肾病在临床上一般表现为以大量蛋白尿、低白蛋白血症和水肿为主要表现的肾病综合征，是儿童最常见的原发性肾小球疾病。10岁以下的儿童中若出现肾病综合征，70%~90%为微小病变，10岁以上的儿童肾病综合征，则50%左右为微小病变。成人肾病综合征中，微小病变性肾病只占10%~15%。因此对于儿童患者，出现起病相对急性的蛋白尿，并迅速出现高度水肿，大量蛋白尿、低白蛋白血症和高脂血症等肾病综合征表现则要高度考虑微小病变性肾病。水肿常是微小病变性肾病患者就医的主要原因，血尿极少见，高血压在儿童患者也不常见。但成人微小病变性肾病患者，除表现为肾病综合征外，高血压和急性肾功能不全也比较常见，往往需要通过肾活检才能最终明确诊断。

（刘红）

临床上如何诊断局灶节段性肾小球硬化？

局灶节段性肾小球硬化（FSGS）是一病理诊断名词，局灶是指有病变的肾小球不到所观察肾小球的半数，而节段性病变则指病变只累及肾小球部分毛细血管袢，硬化性病变是指肾小球毛细血管袢塌陷、基质增加。简而言之，FSGS是指肾小球血管丛中某一些（或某个）袢发生硬化性改变。不是一个独立的疾病，而是具有共同病理改变特征的一组疾病。它也可以分为原发性FSGS和继发性FSGS。原发性FSGS是慢性肾小球肾炎中的一种，多好发于儿童和青少年，近年来在我国的发病率有上升的趋势。患者多以肾病综合征起病，一些患者可以合并有肾性的血尿和高血压，病情进展快，较早出现肾功能不全。与微小病变患者以选择性蛋白尿为主不同，FSGS患者的蛋白尿往往是非选择性的，足量激素治疗3个月，不足半数的患者可以达到尿蛋白转阴。表现为肾病综合征者经5~10年大多发展为终末期肾病。

（刘红）

膜性肾病是如何进行病理分期的，其病理分期与临床预后有关吗？

膜性肾病是成人肾病综合征的常见病因，约占20%，在老年人中可达50%，分为特发性和继发性。特发性者病因不明，好发于中年男性，男女比例约2：1，成人与儿童比例约26：1，影响所有种族；约20%成年患者在10年内进展至终末期肾病，另外约25%患者症状可以在5年内完全自发性缓解，儿童中可达50%。

因膜性肾病的临床表现无特异性，因此确诊必须依赖肾穿刺活检病理表现。根据肾小球病理改变尤其是电镜表现，膜性肾病可分为4期。

第Ⅰ期：光镜表现为苏木素伊红（HE）染色、过碘酸雪夫（PAS）染色时肾小球毛细血管壁基本正常，六胺银（PASM）染色时可见节段分布的细小的上皮下嗜复红物，没有钉突，内皮细胞、系膜细胞及袢腔多不受累。免疫荧光检查可见免疫球蛋白及补体沿基膜分布，有时呈假线性改变。电镜观察上皮下电子致密物小，形态不规则，稀疏分布，基膜致密层正常，钉突不明显，壁层上皮细胞改变明显，胞浆富细胞器，邻近致密物的脏层上皮足突增宽，内见较多聚集微丝。

第Ⅱ期：光镜表现为肾小球毛细血管袢基膜弥漫均匀一致性增厚，上皮侧梳齿状钉突形成，弥漫分布。免疫荧光检查可见免疫复合物呈颗粒状弥漫分布于基膜上皮侧，高倍镜观察有时呈纤细的颗粒，因此可呈假线性样分布。特发性膜性肾病多无系膜区沉积物，然而在继发性膜性肾病如系统性红斑狼疮（SLE）时，系膜区免疫复合物沉积较多。电镜观察上皮侧电子致密物及钉突显而易见，其大小、形态多较规则，均匀一致分布。足突融合，系膜区尚属正常。

第Ⅲ期：光镜表现为肾小球毛细血管袢基膜明显增厚，钉突较大，多数区域融合，连接成片，好像有一层新形成的基膜将沉积物包绕。免疫荧光检查见肾小球毛细血管袢上皮侧沉积物体积增大，散在分布，逐渐融合于基膜之中，废弃的肾小球中也可见阳性的免疫球蛋白和补体。电镜观察可见肾小球基膜致密层明显增厚，外侧缘（上皮侧）不规则，增厚的致密层中及上皮侧仍可见电子致密物。脏层上皮细胞足突融合，微绒毛化均较Ⅱ期病变明显。

第Ⅳ期：光镜表现为肾小球废弃增多，除肾小球基膜明显增厚外，袢腔变狭窄。有时可见明显增厚的基膜呈链条样或假双轨样改变。有时可发生局灶透明变性或硬化，罕见新月体形成。电镜观察可见致密层明显增厚，被包绕至膜中的电子致密物有的已开始溶解，出现透亮区。

膜性肾病患者病程长，一般肾功能恶化进展缓慢，约一半特发性膜性肾病患者的肾病综合征及蛋白尿可以自发缓解。但是部分患者疾病可能发展较快，肾功能减退的速度也较快，在2~5年内发展为终末期肾病。提示疾病相对良性的指标包括：年轻、女性、无肾病综合征，血压及肾功能正常。若曾有疾病自发缓解史（部分或完全缓解），肾活检示Ⅰ、Ⅱ期膜性肾病，其预后也较好。相反，长期有大量蛋白尿、发病时肾功能已异常、肾脏病理显示有纤维化、难控制的高血压及Ⅲ期以上病变等均提示预后不佳。

（方艺　刘春凤）

膜性肾病在临床上如何进行诊断和鉴别诊断？

原发性膜性肾病起病隐匿，一般无前驱感染和疾病，部分患者首发症状为进行性加重的外周肢体水肿，80%的患者在发病时就表现为肾病综合征，即大量蛋白尿（>3.5g/d）、低白蛋白血症、高脂血症和外周水肿；10%~20%的患者可只有单纯性蛋白尿，一般为非选择性蛋白尿；有13%~55%患者发病时伴有高血压；30%~50%患者有镜下血尿，但肉眼血尿罕见。多数患者发病时无肾功能损害或损害较轻微，损害进展相对较隐匿。因膜性肾病的临床表现无特异性，因此确诊必须依赖肾活检病理结果，尤其是一些早期患者，确诊需要依赖电镜检查。

（1）鉴别诊断：首先需要与其他引起肾病综合征的常见疾病鉴别，包括微小病变、局灶节段性肾小球肾炎、膜增生性肾小球肾炎Ⅰ型和Ⅱ型、蛋白紊乱性疾病如淀粉样变和轻链沉积病等，鉴别诊断主要依赖于肾穿刺病理检查。

（2）常见继发性疾病鉴别：

①狼疮肾炎Ⅴ型：狼疮肾炎的Ⅴ型以膜性肾病为主要表现，与原发性膜性肾病有时不易鉴别。膜性肾病可能是狼疮最早的临床表现，甚至在数年后才出现典型的血清学改变，故抗双链DNA抗体和抗核抗体滴度常不高，补体水平也常在正常范围，但其好发于年轻女性。肾活检病理的免疫荧光见IgG、IgA和IgM等在内皮下、系膜区沉积，尤其是C1q的沉积极有助于狼疮的诊断，电镜检查见小管管网区出现病毒样颗粒或小管基底膜沉积物时也考虑狼疮肾炎。治疗及预后与原发性者相似。

②乙肝相关性膜性肾病：患者常表现为肾病综合征，但年龄较轻，血尿和高血压较原发性膜性肾病多见，携带乙肝病毒，HBsAg和HBeAg阳性，补体水平常降低，病理标本中常可查到HBV抗原，预后较好，以支持和对症治疗为主。病毒感染控制后多能自发性缓解。

③肿瘤相关性膜性肾病：膜性肾病可能早于肿瘤数月甚至数年表现出来，因此50岁以上的膜性肾病患者必须仔细排除可能存在的相关性肿瘤，

常见的相关肿瘤是肺癌、乳腺癌、肾癌和胃肠道肿瘤，可通过相关检查明确诊断，如胸片、结肠镜、大便隐血、女性乳房X线检查，肿瘤标志物如CEA和PSA，双肾超声等，必要时可行CT检查。肿瘤的切除，可以改善肾损害和蛋白尿。预后与肿瘤相关。

④寄生虫相关性膜性肾病：寄生虫感染导致的膜性肾病有疟疾、丝虫病或血吸虫病感染的证据，并在该病的流行区当可鉴别。

⑤药物相关性膜性肾病：引起膜性肾病的常见药物有抗高血压药、青霉胺和金制剂，罕见病例可由银和铋引起。有药物应用史并能排除其他病因者可以考虑。药物引起的膜性肾病预后相对较好，停药后病变常可恢复。

（方艺　刘春凤）

非IgA系膜增生性肾小球肾炎病理改变特点主要有哪些？

系膜增生性肾小球肾炎是常见的一类肾脏病理改变。根据肾组织中免疫复合物沉积的类型不同分为两大类，一类是以IgA沉积为主的IgA肾病，另一类是无IgA沉积的非IgA型膜增生性肾炎。非IgA系膜增生性肾小球肾炎的病理改变为光镜下可见弥漫性系膜细胞及系膜基质增生，每个系膜区系膜细胞数大于3个以上。系膜增生性肾小球肾炎的早期常以系膜细胞增生为主，后期则伴有系膜基质增多，甚至表现为系膜基质增多为主。免疫荧光检查可见免疫球蛋白及补体在系膜区呈片状或团块状沉积，也可见弥漫或局灶节段性沉积，沉积的强度也不均一；或也可无免疫球蛋白及补体沉积。电镜检查可证实光镜结果，约半数患者系膜区见少量稀疏细颗粒状或云雾状的电子致密物，可能是免疫复合物。在有严重蛋白尿的患者中，尚可发现上皮细胞肿胀和足突融合。

（刘红）

膜增生性肾小球肾炎是怎样进行分型的？

膜增生性肾小球肾炎亦称为系膜毛细血管性肾小球肾炎。目前认为膜增生性肾小球肾炎是免疫复合物介导的肾小球肾炎，根据免疫复合物沉积的部位不同可分为Ⅰ型和Ⅲ型。Ⅰ型指在光镜下基底膜呈双轨或多轨状，在系膜区和基底膜的内皮细胞下可见嗜复红蛋白沉积。而Ⅲ型则是在系膜区、内皮下和上皮下均可见到嗜复红蛋白的沉积，基底膜可出现钉突状改变。以往还有Ⅱ型膜增生性肾小球肾炎，又称为电子致密物沉积病（DDD），即在电镜下可以看到基底膜内有条带状的电子致密物沉积。现在研究认为Ⅱ型是属于代谢性肾小球病，是单独的一类疾病，完全不同于Ⅰ型、Ⅲ型由免疫复合物介导的肾小球肾炎，因此不再包括于膜增生性肾小球肾炎之中。

（刘红）

如何诊断和鉴别诊断膜增生性肾小球肾炎？

膜增生性肾小球肾炎（MPGN）好发于8~16岁，小于5岁或大于40岁者少见，男女之比为1.2 : 1。其中，50%~60%患者可表现为肾病综合征，25%~30%患者常在上呼吸道感染后表现为急性肾炎综合征，余少数患者表现为无症状的血尿和蛋白尿。MPGN患者病情进展快，其中25%起病时即有肾功能损害，随疾病进展则均有高血压。疾病后期高血压与肾功能不全平行发生。MPGN临床过程变化大，一些患者多年肾功能正常，亦有短期内肾衰，发展为快速进展性肾小球肾炎者往往见于Ⅱ型，实验室检查多见有C3、C4下降，呈持续性低补体血症。补体的早期成分C1q、C4可正常，60%的Ⅱ型患者及20%的Ⅰ型患者C3肾炎因子阳性。80%患者血、尿纤维蛋白降解产物增高。最终确诊需依赖于肾活检病理结果。在光镜下主要表现为肾小球系膜细胞和基质弥漫重度增生，沿毛细血管壁广泛插入，导致毛细血管壁弥漫增厚，管腔狭窄。基底膜可呈双轨状。在系膜区和基底膜的内皮下见嗜复红蛋白沉积（Ⅰ型），有时系膜区、内皮下和上皮下均可见嗜复红蛋白沉积，致基底膜呈钉突状改变（Ⅲ型）。免疫荧光可见IgG和C3在系膜区或毛细血管壁沉积，一些病例可见微弱的IgM和IgA沉积。电镜下系膜细胞和基质增生、插入，系膜区、内皮下和（或）上皮下电子致密物沉积。多种疾病可继发产生MPGN，常见的有：①感染性疾病，如乙肝、丙肝、艾滋病、感染性心内膜炎等。②自身免疫性疾病，如系统性红斑狼疮所致的狼疮肾炎、类风湿关节炎、冷球蛋白血症等。③异常蛋白血症，如异常浆细胞增生所致轻链、重链沉积病，华氏巨球蛋白血症等。④血栓性微血管病。所以一旦肾活检病理确诊为MPGN，一定需要全面检查，明确是否有其他疾病继发产生MPGN，而不应轻易地诊断为原发性MPGN。

（刘红）

临床上如何诊断IgA肾病？

IgA肾病临床上以反复发作性血尿为主要特点，但可呈现从无症状血尿到急进性肾炎间各种表现的原发性肾小球疾病，可见于各年龄段，以青少年为多见。典型表现为上呼吸道感染后数小时至2日内出现肉眼血尿，可持续数小时至数日，个别达1周，偶有患者起始症状与胃肠道或泌尿系感染有关。约30%患者以无症状血尿和（或）蛋白尿为特点，其中20%左右患者可在病程中出现一次或数次肉眼血尿。5%~20%患者表现为肾病综合征，不到10%的患者呈急性肾功能不全表现。实验室检查镜下血尿者的尿红细胞以多形性为主。50%患者血清IgA增高，但与病情活动无关。在一些系统性疾病中也可合并有本病特点，如过敏性紫癜等，最终需经肾穿刺活检方可确诊本病。病理表现与非IgA系膜增生性肾小球肾炎相同，唯一不同的是免疫荧光显示有IgA的沉积。

（刘红）

IgA肾病的主要病理改变是什么？

IgA肾病是一免疫病理诊断名词，它是指IgA或以IgA为主的免疫球蛋白弥漫沉积在肾小球系膜区及毛细血管袢所致的一系列临床及病理改变。IgA病理改变多样化，除不表现为膜性（但极少数可以有IgA合并膜性肾病）肾病，其他各种类型的肾小球肾炎的病理改变均可出现。肾小球中系膜细胞数量增加　基质增多是IgA肾病最基本的病变。少数患者可以出现局灶性毛细血管增生。IgA肾病中可出现新月体，尤具是在疾病活动期间，新月体的出现概率较高。新月体一般为小的节段性、细胞性新月体，但也有一些重症患者可表现为Ⅱ型新月体性肾炎的改变，随病程的延长，甚至出现纤维性新月体。在疾病的晚期，可以看到较多的肾小球全球硬化。肾小管间质病变往往与肾小球损害成正比，从小管间质基本正常至小管萎缩、间质纤维化、间质炎细胞浸润等病变均可出现。IgA肾病的间质血管病变较明显，可出现与年龄无关的动脉及小动脉中层肥厚和透明病变。免疫荧光检查的特征性病变是肾小球系膜区有弥漫分布的颗粒或团块状的IgA沉积。电镜下见系膜细胞增生，基质增多，伴高密度的电子致密物沉积。如在上皮下或内皮下出现，则常示病情严重。上皮细胞足突多为正常，有大量蛋白尿时可见足突融合。目前对IgA肾病有多种病理分型，常用的有Lee氏分型，Hass分型及WHO的分型，2009年后又提出了OXFORD分型。

（刘红）

急性间质性肾炎有何特点，如何诊断？

急性间质性肾炎是急性肾衰竭的重要原因。急性间质性肾炎是由多种病因引起，起病急骤，主要病因有细菌感染、药物过敏、系统性疾病伴发及特发性间质性肾炎等。主要病变为肾间质的炎性细胞浸润，肾小管呈不同程度的退行性变伴肾功能不全。肾小球和血管大多数正常或轻度病变。急性间质性肾炎一般不包括以下两种情况：①严重的肾小球肾炎伴发的间质性炎症。②由于局部的缺血或毒物引起的急性肾小管坏死伴有明显的肾间质炎性细胞浸润。

诊断：①有细菌感染病史如败血症、重症上行性泌尿系感染等，或有过敏性药物使用史。②有尿路梗阻、尿路异常、免疫力低下、高龄等高危因素。③全身症状：起病急骤，突发高热、寒战、恶心、呕吐、头痛等败血症中毒症状。药物引起的急性间质性肾炎有全身过敏反应，如药物热、药疹。患者有排尿困难，伴有腰痛及肾区叩痛，一般肾性高血压和水肿少见。④尿检：细菌感染性急性间质性肾炎血白细胞（特别是中性白细胞）增高，药物性急性间质性肾炎患者血中嗜酸性粒细胞升高。尿中红细胞和白细胞增多，以白细胞为主，可见白细胞管型及脱落的肾小管上皮细胞。细菌感染性急性间质性肾炎尿培养阳性。药物引起的急性间质性肾炎为无菌性脓尿，可见嗜酸性粒细胞。一般蛋白尿多为轻、中度。⑤肾功能：多呈少尿型急性肾功能衰竭，老年患者多见。除了肾小球滤过率下降、血肌酐升高及尿素氮上升外，肾小管功能损害常很突出。有时会导致电解质紊乱，需要警惕。⑥超声示双肾大小正常或增大。⑦肾活检病理：对于疑似病例，需要肾活检确诊。光镜下肾小管间质病变重，间质充血水肿，大量中性粒细胞浸润，肾小管呈不同程度的损伤、变性或再生。肾小球病变不明显。药物引起的急性间质性肾炎病理可见淋巴细胞、单核细胞浸润，伴有嗜酸性粒细胞浸润。

（徐夏莲）

狼疮肾炎的病理改变是如何分型的？

狼疮肾炎病理改变的分型与其他肾小球疾病一样，根据光镜下、免疫荧光显微镜下以及电镜下所见进行综合分型。狼疮肾炎病理上可以分为6型（2003年国际肾脏病学会/肾脏病理学会分型标准）：①Ⅰ型，轻微系膜性：光镜下肾小球正常，但是免疫荧光和电镜显示免疫复合物沉积。②Ⅱ型，系膜增生性：光镜下见系膜细胞不同程度增生或系膜基质增宽，免疫荧光和电镜检查可见系膜区免疫复合物沉积，可能伴有少量上皮下或内皮下免疫复合物沉积。③Ⅲ型，局灶性：活动性或非活动性的局灶节段或球性毛细血管内或毛细血管外肾小球肾炎，累及少于50%的肾小球。一般可见局灶内皮下免疫复合物沉积伴或不伴系膜区改变。④Ⅳ型，弥漫性：活动性或非活动性的弥漫节段或球性毛细血管内或毛细血管外肾小球肾炎，累及超过50%的肾小球。一般可见弥漫内皮下免疫复合物沉积伴或不伴系膜区改变病灶呈弥漫性分布。⑤Ⅴ型，膜性：肾小球基底膜弥漫增厚，可见球性或节段性上皮下免疫复合物沉积，伴或不伴系膜病变。⑥Ⅵ型，严重硬化型：超过90%肾小球球性硬化，残余肾小球无活动性病变。

（傅辰生）

过敏性紫癜性肾炎如何进行诊断及鉴别诊断？

过敏性紫癜性肾炎的诊断必须依据临床表现和病理特征。临床表现主要为有典型的皮肤紫癜且没有血小板减少或凝血功能障碍，尿液为血尿和（或）蛋白尿，伴或不伴有关节痛、腹痛，皮肤往往有划痕征阳性，如果有这些特征则临床上可以考虑紫癜性肾炎，但确诊必须依靠肾活检，即肾脏病理提示肾小球有以IgA为主的免疫复合物沉积。

紫癜性肾炎必须与其他表现为皮疹伴有肾脏损害的疾病鉴别，如ANCA相关性血管炎、狼疮肾炎、冷球蛋白血症等，这些疾病往往有皮疹、关节痛、血尿和蛋白尿，临床上和紫癜性肾炎有相似的地方，但它们有各自的免疫学特点，如ANCA阳性、抗核抗体和抗双链DNA抗体阳性、冷球蛋白阳性，更重要的是肾脏病理改变和紫癜性肾炎明显不同，这能够帮助我们区分。有个别的紫癜性肾炎患者在发现血尿和蛋白尿时，可能紫癜还没有表现出来，这类患者往往容易误诊为IgA肾病，但是在治疗和随访过程中出现了皮肤紫癜，这时需要回过头来重新诊断为过敏性紫癜性肾炎。

（朱加明）

糖尿病肾病的临床分期是什么，有何临床意义？

1型糖尿病导致的糖尿病肾病临床分为5期，2型糖尿病引起的糖尿病肾病分期可参考1型糖尿病。

1期为肾脏高功能期：表现为肾小球高灌注、高滤过和球内高压。这类患者往往不易被发现，因为其尿液正常，肾功能检查血肌酐也在正常水平。

2期为潜伏期：肾小球的三高仍然存在，尿液和血肌酐水平仍然正常，但是肾脏可以出现病理改变，表现为肾小球基底膜增厚和基质增多。

3期为微量白蛋白尿期：这期最突出的表现为尿液检查出现异常，表现为微量白蛋白尿，即尿白蛋白的排泄率为30~300mg/d，但尿常规检查仍然可以表现为"正常"，血肌酐水平也在正常范围。

4期为显性蛋白尿期：这时尿蛋白明显增多，24小时尿蛋白定量>300mg，选择性变差，可以出现大量蛋白尿，大部分患者出现高血压。

5期为肾衰竭期，此时肾功能恶化，血肌酐开始升高，高血压常见，蛋白尿持续存在，严重时发展为尿毒症进入透析阶段，为糖尿病肾病的晚期。

糖尿病肾病分期说明在糖尿病肾病早期，即1~3期的时候，往往不容易发现，常规检查也容易遗漏，需要专业医生的详细检查和评估才能发现；更为重要的是，只有在糖尿病肾病早期，才可以通过治疗逆转肾脏损害，一旦发展为4期，糖尿病肾病将不可逆转，治疗只能延缓肾功能恶化的进展速度，最终将不可避免地发展为尿毒症。所以糖尿病肾病必须要早发现、早诊断、早治疗，1型糖尿病确诊5年后或2型糖尿病一旦确诊，就要到肾病专科接受检查和治疗，绝不能等到出现蛋白尿或者血肌酐升高才就诊，这个时候已经了错过治疗的最佳时机。

（朱加明）

如何诊断、鉴别诊断尿酸性肾病？

很多朋友受过痛风之苦，需要注意的是除了关节痛，肾脏也同样受到损伤，而且这种损伤往往是悄无声息的，等我们感受到肾脏发出的"疼痛"信号时往往已经到了疾病的中晚期，治疗手段有限。尿酸性肾病有以下表现形式：①尿酸盐在肾组织沉积，可致蛋白尿、血尿、夜尿增多、肾功能减退，如不及时诊治，最终可进展至尿毒症。②如肿瘤化疗后、横纹肌溶解、使用大剂量促进尿酸排泄药物等情况，短期内大量尿酸盐堵塞肾小管，可致突然的无尿或者少尿，严重者发生急性肾衰竭。③另外高尿酸血症患者可发生尿酸性肾结石，尿石分析为尿酸结石。

痛风急性发作往往需要药物治疗，但一些治疗痛风的药物如秋水仙碱、非甾体类抗炎药等均有肾毒性，尤其在已有慢性肾脏病基础的患者，更易发生药物性肾损伤。患者一定要去正规医院就诊，在专业医师指导下全面评估病情并长期、系统治疗。

慢性尿酸性肾病合并肾功能不全时，需与继发于肾功能不全的高尿酸血症相鉴别。慢性尿酸性肾病先有高尿酸血症后有肾功能不全；而肾功能不全继发高尿酸血症则先有肾功能不全，后有高尿酸血症。

（张函）

如何诊断ANCA相关性肾炎，主要与哪些疾病鉴别？

ANCA相关性肾炎的临床表现比较缺乏特异性，变异较多，诊断比较困难。中老年患者出现肾炎综合征、肾功能进行性减退伴全身症状（如发热、肌肉痛、关节痛、皮疹及消化道症状等）和（或）肺出血时应高度怀疑本病。一般实验室检查缺乏特异性，患者可以有血沉较快，C反应蛋白增高，正色素性贫血。部分患者有嗜酸性粒细胞增多。肾功能检查时血肌酐升高，尿素氮升高。在自身免疫性疾病的实验室指标方面，类风湿因子，抗核抗体等均不具有特异性。血ANCA是具有诊断价值的指标，若出现血清ANCA阳性，肾活检光学显微镜下显示肾小球纤维素样坏死或伴新月体形成，免疫荧光阴性或仅微量免疫球蛋白沉积，则ANCA相关性小血管炎及其肾损害的诊断成立。如临床表现典型且ANCA阳性，肾活检也是必需的，因为这对疾病严重程度的评价、治疗方案的选择及其预后都是至关重要的；如ANCA阴性，原发性小血管炎的诊断往往只能靠肾活检才能最后确立。

ANCA阳性者应排除继发性血管炎或其他原因，如系统性红斑狼疮、类风湿关节炎、过敏性紫癜和药物（如肼屈嗪、丙硫氧嘧啶等），应结合临床表现、实验室检查及肾活检改变加以鉴别。值得注意的是，有20%~30%肺出血-肾综合征患者除抗肾小球基底膜（GBM）抗体阳性外，还可同时合并抗ANCA抗体阳性（双抗体阳性），具体发病机制不明，可能与ANCA引起小血管壁损害，暴露了GBM抗原，导致抗GBM抗体的产生有关。双抗体阳性患者较单纯抗GBM抗体阳性者预后要好，但复发率较高，故对抗GBM抗体阳性者也应常规检测ANCA。

（吉俊）

如何诊断抗肾小球基底膜肾炎，主要与哪些疾病鉴别？

抗肾小球基底膜（GBM）肾炎又称为急进性肾炎 I 型或新月体肾炎 I 型。任何出现急性起病，出现少尿水肿、高血压、蛋白尿、血尿的急性肾炎综合征表现，并有进行性肾衰竭的患者均要怀疑急进性肾小球肾炎，若血清抗GBM抗体阳性，则基本可以诊断。但肾活检是明确诊断及指导治疗、判断预后必不可少的手段。光镜下，抗GBM肾炎的特征性改变是肾小球毛细血管管壁破坏及球囊中新月体形成。免疫荧光检查具有诊断性价值，肾小球基底膜显示强的、线性的免疫球蛋白G（IgG）荧光染色，C3几乎在所有的病例均为阳性，但通常较IgG弱，而且可能为不连续甚至是颗粒状的。抗GBM肾炎的电镜超微结构改变不具有特异性，典型抗GBM肾炎较少有电子致密物，若有较多电子致密沉积物则可排除抗GBM疾病。

该病要和非肾小球损害导致少尿或无尿性急性肾功能衰竭相鉴别，如急性肾小管坏死、药物中毒、横纹肌溶解等，这些疾病常有明确的发病原因。血栓性疾病如急性肾静脉、肾动脉血栓也可以引起肾衰竭，血管彩超和静脉造影等均能明确诊断。尿路梗阻引起的急性肾衰竭常常有尿路结石，尿路或者盆腔、后腹膜占位的证据。除了上述疾病还要与其他继发性肾小球疾病引起的急进性肾炎鉴别，如狼疮肾炎、紫癜性肾炎、IgA肾病。狼疮肾炎有多个自身抗体的滴度增高，如抗核抗体，抗双链DNA抗体，此外还有补体下降，病理活检可见特征性的免疫荧光下"满堂亮"现象。紫癜性肾炎常有皮肤紫癜和关节肿痛等肾外表现。个别严重的急性肾小球肾炎也可以有急进性肾炎的表现。但以上疾病有时很难相互鉴别，最终还要行肾穿刺活检，根据病理来进行鉴别诊断。

（吉俊）

如何诊断感染性心内膜炎肾损害？

感染性心内膜炎因为其临床表现多样化和多变，其本身诊断就比较复杂和广泛，目前主要的诊断标准是Duke标准，肾损害作为一条次要诊断标准出现在其中。感染性心内膜炎常常要和风湿热，系统性红斑狼疮等鉴别，当出现肾脏损害时，要和各类肾小球肾炎鉴别。感染性心内膜炎肾损害的临床表现及病理改变同样也多样，以蛋白尿、肉眼血尿或镜下血尿最为常见，实验室检查可有少量到中等量的蛋白尿，血清补体（C3、C4、CH50）下降，血清肌酐正常或可以有轻度升高，当出现血清肌酐短期内急剧升高时，要警惕合并新月体肾炎的可能。由于这些表现都缺乏特异性，所以容易误诊，需要和原发性肾小球肾炎以及其他继发性肾小球肾炎，如狼疮肾炎等相鉴别。若条件许可，应行肾活检帮助诊断。综上所述，感染性心内膜炎肾损害是在感染性心内膜炎诊断的基础上，结合临床上有蛋白尿血尿等表现时可以进行诊断，但由于缺乏特异性的诊断指标，最终可靠的诊断还有赖于肾穿刺活检结果。

（龚劭敏）

如何诊断肾淀粉样变性?

肾淀粉样变的诊断主要根据临床表现、组织活检、免疫学检测等方面的资料进行综合分析而做出。确诊有赖于组织活检中刚果红染色的病理结果,即偏光显微镜下表现为特征性的苹果绿色双折光,必要时可进行电子显微镜检查。

(1)组织切片病理学检查:淀粉样物质主要沉积于肾小球和肾小动脉壁,也可沿肾小管基底膜沉积,或沉积于肾小管周围。肾小球内的淀粉样物沉积,主要见于系膜区、内皮下和上皮下等部位。由于大量淀粉样物质沉积,可引起肾小球硬化、肾小动脉狭窄或闭塞、肾小管萎缩、间质纤维化及单核细胞浸润等。肾活检组织切片做刚果红染色后在偏光显微镜下观察到特征性的苹果绿色双折光,是肾淀粉样变的主要诊断依据。

(2)淀粉样物质超微结构的检查:①主要沉积于细胞外。②淀粉样物质含原纤维成分和P成分两种。③淀粉样原纤维是直径8~12nm的非分支硬纤维,每支纤维可由2~5支细支围绕纤维的长轴平行排列。

(3)免疫学检查:几乎所有的全身性淀粉样变的患者都伴有浆细胞增生,可出现副蛋白和免疫球蛋白的合成、分泌增多。通过血、尿蛋白电泳和免疫电泳或血清免疫球蛋白定量测定,可发现特殊的免疫球蛋白或轻链单克隆增多,对原发性淀粉样变的诊断有重要意义。血、尿本-周蛋白阳性也有诊断意义。

(4)影像学检查:早期肾淀粉样变的肾脏大小正常或增大,但不能作为肾淀粉样变的诊断依据。

(薛宁)

如何鉴别慢性肾小球肾炎与慢性肾盂肾炎?

慢性肾小球肾炎(慢性肾炎)是各种病因引起的、不同病理类型的以蛋白尿、血尿、高血压、水肿伴缓慢肾功能减退为临床特点的一组原发性肾小球疾病的总称。慢性肾盂肾炎是细菌感染肾脏引起的慢性炎症，病变主要侵犯肾间质和肾盂、肾盏组织，由于炎症的持续进行或反复发生导致肾间质、肾盂、肾盏的损害，形成瘢痕，以致肾发生萎缩和出现功能障碍。它们的鉴别可从以下几方面考虑：

（1）病史：有反复尿路感染病史，有尿频、尿痛、腰痛等症状，有助于慢性肾盂肾炎的诊断。

（2）尿液检查：如尿白细胞增多明显，以至有白细胞管型，尿细菌培养阳性，有助于慢性肾盂肾炎的诊断；而慢性肾炎以尿中反复出现尿蛋白为主。

（3）影像学检查：如超声示双侧肾脏不对称缩小；静脉肾盂造影发现肾有瘢痕变形，呈杵状扩张，或肾影两侧不对称；放射性核素肾图检查示双侧肾功能损害差别较大（以一侧为甚），均提示慢性肾盂肾炎。

（4）慢性肾盂肾炎患者的肾功能损害以肾小管为主，尿蛋白具有肾小管性蛋白（小相对分子质量蛋白）的特征，可有高氯酸中毒、低磷性肾性骨病等，而氮质血症或尿毒症较轻，且进展缓慢。

（5）当慢性肾炎合并感染时，用抗生素治疗后尿检结果改变，氮质血症也会好转，但慢性肾炎的症状仍然存在，而慢性肾盂肾炎的症状则会基本消失，可作鉴别。

（吕文律）

如何鉴别高血压肾病与肾性高血压？

高血压与肾脏病常常同时存在，由高血压导致的肾脏损害统称为高血压肾病，由肾脏病继发的高血压统称为肾性高血压。如果病史清楚，孰先孰后，表现又比较典型，两者似乎不难区分。但临床上常常情况复杂，需要仔细鉴别。

长期慢性的高血压造成的肾损害往往是良性小动脉肾硬化，临床上首先是由于肾小管间质缺血造成的尿浓缩功能减退、患者夜尿增多，尿检可见小管性蛋白增多，且一般小于2g/d。随着病程延长，病情缓慢进展，表现为肾小球滤过率下降，而尿蛋白增多不明显，一般不伴有血尿。如果发生高血压危像，也就是发生恶性高血压伴随有高血压靶器官的损害时，肾脏损伤的表现一般称为恶性小动脉肾硬化，包括急性发生的蛋白尿增多、血尿和肾功能衰竭。因为此时的蛋白尿可以是大量的，达到肾病综合征范围，血尿也可以是肉眼血尿，所以需要与肾小球疾病进行鉴别。

而肾性高血压也有两种，一种是容量依赖性的，常常由于肾功能衰竭，尿量减少，有效循环血容量增加导致血管床压力增大。另一种是非容量依赖性的，是因为肾组织结构损害和（或）功能损害，导致体内舒血管物质和缩血管物质的生成和代谢发生改变，而且缩血管物质占据优势，导致血管收缩，血压升高。所以，一般肾性高血压或是伴有明显的尿量减少，或是肾脏病病理改变较严重。

高血压肾病和肾性高血压的鉴别见表6。

表6　高血压肾病和肾性高血压鉴别

	高血压肾病	肾性高血压
先发疾病	高血压	肾脏病
发病年龄	一般为中老年	可以是青壮年
高血压病程	较长	较短
蛋白尿	一般为少量	通常为中等量以上
血尿	一般无	镜下血尿到肉眼血尿都可能，也可能无
血清肌酐与尿检严重程度	不匹配	基本一致
肾脏病理	以小血管病变为主，肾小球呈缺血表现	硬化较严重的肾小球或萎缩的肾小管间质疾病

（傅辰生）

治 疗 篇

慢性肾小球肾炎患者饮食上要注意哪些问题?

慢性肾小球肾炎(慢性肾炎)患者的饮食治疗原则包括限制食物中蛋白质的摄入量,伴有水肿及高血压者应限制盐和水的摄入量,同时应限制食物中胆固醇、饱和脂肪酸和磷的摄入。而能量的摄入应充足,并充分补充钙剂、各种维生素及叶酸。

人体每天需要摄入蛋白质从而修复组织、构律肌肉。蛋白质在体内分解,产生的废物为尿素。肾脏病患者的肾功能受损,尿素无法及时从体内清除,从而产生氮质血症。所以,肾脏病患者需要控制蛋白质的摄入量,从而避免尿素过多蓄积。食物含蛋白质的情况分为两类:一类为高生物价蛋白质,又称优质蛋白质,能提供最完全的量和比例适当的必需氨基酸,合成人体蛋白质的利用率高,产生代谢废物少。这类食物有蛋清、牛奶、牛肉、猪肉、家禽、鱼等;另一类为低生物价蛋白质,又称非优质蛋白质,含必需氨基酸较少,如米、面、水果、豆类、蔬菜中的植物蛋白质。轻度血尿、蛋白尿的患者,肾功能损害不严重,则不必严格限制蛋白质的摄入量,但每天不宜超过1g/kg(体重),总量应比健康人略少;大量蛋白尿、肾功能中重度损害时[肌酐清除率<60ml/(min·1.73m²)],应按病情限制蛋白质的摄入量,一般0.6~0.8g/kg为宜。以后者为例,血肌酐为200μmol/L的患者,体重60kg,每天蛋白质的摄入量则应控制在36~48g,其中优质蛋白质至少在20g以上,大致可以摄入1个鸡蛋、1瓶牛奶和1份肉类(100g),其余由植物蛋白质提供。如果可以耐受更严格的蛋白质限制,蛋白质摄入量还可减至0.4g/kg左右,并每日补充复方α-酮酸制剂0.20g/kg。

肾脏患者由于需要限制蛋白质的摄入,机体需要通过摄入其他类型的食物如脂肪和碳水化合物保证能量的充足。能量的摄入和消耗应保持动态平衡,如果能量长期不足,会造成骨骼的退化、营养不良、贫血、免疫力下降,影响生活和工作。如果能量摄入过多,则会在体内转变为脂肪造成肥胖,并容易导致高血压、冠心病、脂肪肝、痛风、胆结石等疾病。能量是由食物中的蛋白质、脂肪和碳水化合物经过分解代谢所释放出来的。每克脂肪产热9kcal（1kcal=4.19kJ），而每克蛋白质和碳水化合物产热均为4kcal。以下方法可以在增加能量的摄入同时保证限制蛋白质摄入：增加不饱和脂肪（植物油、橄榄油）的摄入；增加糖类（砂糖、水果糖、蜂蜜等）的摄入。

不同的患者其病因不同，肾脏病变和肾功能不全的程度不同，其代谢状况也不同，需要制定个体化的治疗方案，而不能用一个标准方案来代替。

（刘中华）

慢性肾小球肾炎患者不能吃盐吗？

慢性肾小球肾炎（慢性肾炎）患者往往会出现高血压和水肿的情况，这是肾脏排泄钠盐的能力下降引起的。钠盐潴留在体内的同时水分也会留在血液中，会引起血容量增加和血压升高。肾炎可导致高血压，而血压增高又常常加重肾脏负担。高血压的出现往往是肾病恶化的重要信号，且加速肾脏的破坏。血管中过多的水分还可以自血管中漏出而形成水肿，如眼睑水肿、下肢水肿，甚至腹水、胸水、心包积液等。为了控制高血压和水肿，慢性肾炎应限制食盐和水分的摄入。如果尿量较多，没有出现高血压、水肿的情况，可以适当放宽食盐的摄入，每日不超过6g。而那些已经出现24小时尿量少于1000ml或出现明显水肿和高血压的患者，必须要做到严格限盐限水，每日摄盐控制在2~3g。水肿严重时，食盐更要严格控制到每日2g以下，甚至给予无盐饮食。除了食盐以外，含钠高的食物也要少吃或不吃，主要是酱油、咸菜、泡菜、咸蛋、腌肉、烧碱制作的馒头、糕点等。可用糖、醋、番茄酱等代替食盐来进行调味。

（刘中华）

慢性肾小球肾炎患者能不能吃豆制品？

慢性肾小球肾炎（慢性肾炎）患者需要控制蛋白质的摄入量，其中优质蛋白质的比例应超过50%，而不宜摄入过多的植物蛋白。大多数医生和患者因此认为豆制品也不能吃。那么，慢性肾炎患者到底能不能摄入豆制品呢？

大豆蛋白属于植物蛋白的一种，但是它的营养价值却远远高于植物蛋白。大豆中蛋白质含量高达40%，氨基酸的组成也较为全面，含有人体所必需的8种氨基酸，属高质量蛋白。其含量和质量远远高于小米、大米、面粉等植物蛋白，也比一般的猪肉、牛肉的蛋白质含量高。对于儿童，组氨酸是必需氨基酸，其在大豆中的含量也很高。大豆中还含有丰富的多肽，其氨基酸组成几乎与大豆蛋白一致，可由肠道直接吸收，而且吸收速度比氨基酸快。大豆中脂肪含量高达18%~22%，其中不饱和脂肪酸占85%左右，包括亚油酸、亚麻酸、花生四烯酸3种人体必需脂肪酸，不含胆固醇。大豆中含有1.2%~3.2%磷脂，主要有磷脂酰胆碱（俗称卵磷脂）、磷脂酰肌醇（俗称肌醇磷脂）、磷脂酰乙醇胺（俗称脑磷脂）和磷脂酰丝氨酸。大豆中含有蛋白酶抑制物、皂苷、植物凝集素、植酸、异黄酮等营养因子，对预防肿瘤和心血管疾病等起重要作用。大豆中还含有丰富的纤维。2007年美国农业部修改了居民膳食指南，将豆类和豆制品与肉类归为一类，表明对大豆营养价值的重视。

目前并无充分的证据说明慢性肾炎患者摄入大豆蛋白（而不是其他植物蛋白）的危害性，相反，大豆蛋白是高生物价的优质蛋白，大豆蛋白及大豆异黄酮有降血脂、抗氧化、抗癌等作用，这些作用对延缓肾脏病的进展、减少肾脏病的并发症无疑是有帮助的。正确的做法并不是不吃豆制品，而是限制豆制品的摄入量，从而使每天摄入的蛋白质总量不超标。

（刘中华）

慢性肾小球肾炎患者饮水要限制吗？

水是机体赖以生存的必要物质，约占体重的60%。机体失水5%以上，就会感到乏力，失水20%以上就会死亡。水分在体内既是营养成分运输的载体，也是代谢产物排出体外的媒介。水也有利于血液循环和调节体温。水是指饮用水、食物、水果、饮料、补液等所有进入体内的液体。冰、牛奶、饮料、粥、汤等也是入水量的一部分。

成人每日所需水量约为2500ml，其中1200ml来自饮水，1000ml来自食物，300ml来自食物代谢后产生的水。而水的排出主要依靠肾脏，可达1000~2000ml，粪便中排出约200ml，汗液排出约500ml，肺呼出约300ml。每日需水量应随气温、活动强度、身体状况的不同而调整，保证每日充足的水量，不能等到口渴时才想起去喝水。

大多数慢性肾小球肾炎（慢性肾炎）患者不需要限制饮水量。轻度水肿的患者应适当减少饮水量。出现明显水肿和高血压的慢性肾炎患者则必须要严格限制水分的摄入，同时限制钠盐摄入。尿量减少的患者需要量入为出，根据24小时的尿量决定饮水的量，通常每日总入水量为前一日尿量+500ml。常见食物的含水量见表7。

表7　常见食物的含水量

含水量	食物
含水90%	粥、豆腐和各种新鲜蔬菜水果等
含水70%	米饭、红薯、土豆、山药、芋头；肉类、鱼类、蛋类、豆腐干等
含水30%	馒头、饼、面包、油条；各种熟食；粉丝、腐竹、干货、点心

（刘中华）

慢性肾功能不全患者是否一定要进行非常严格的蛋白质摄入限制？

食物中的蛋白质摄入体内后，一部分被机体消化吸收，还有一部分经代谢后生成含氮废物如尿素等，经肾脏排出体外。肾功能不全的患者，肾脏排泄含氮废物的能力大大减退，从而使代谢产物蓄积在血液中，产生毒素症状。因此，对于肾功能不全的患者，必须减少蛋白质的摄入，从而减少含氮废物的产生和蓄积，这样才能缓解各种毒素症状，如胃肠不适、贫血、皮肤瘙痒等，延缓肾脏病的进展。

慢性肾脏病是一个渐进的过程，其发生发展同时也是肾功能逐渐损害的过程。尽管疾病早期，肾功能可以完全代偿，但如果不注意饮食，不限制蛋白质的摄入，不进行恰当的治疗，就会逐渐出现肾功能的失代偿，最终发展为尿毒症。因此，早期进行生活方式的干预，早期治疗，对延缓肾脏病的进展非常关键。其中，限制蛋白质摄入是生活方式干预中最为关键也最为重要的环节。慢性肾脏病第1、2期即应减少蛋白质的摄入（每日蛋白质的摄入量可在0.8g/kg），对于肾功能不全的患者可采用低蛋白饮食（每日蛋白质的摄入量为0.6g/kg）或极低蛋白饮食（每日蛋白质的摄入量为0.4g/kg）的方案，同时加用复方α-酮酸。

低蛋白饮食方案中要注意优质蛋白质占50%以上，同时必须提供充足的能量。临床上有采用麦淀粉作为供能的方法，从而降低植物蛋白质的量，增加一些动物蛋白质的摄入，也可用玉米淀粉、土豆淀粉等代替。因为每100g米、面的蛋白质含量为3~6g，而每100g淀粉的蛋白质含量仅为0.3~0.6g。除淀粉外，也可以用一些蛋白质含量较低的食物作为能量的来源，例如藕、南瓜、土豆、芋头、粉丝、荸荠等。

（刘中华）

糖尿病肾病患者的饮食应注意哪些问题？

饮食控制是治疗糖尿病肾病极其重要、不可或缺的手段。那么糖尿病肾病患者的饮食该注意哪些问题呢？简单地说，就是应注意热量的总摄入量，热量的组成分配比例，并且适当限制蛋白质的摄入。

首先根据身高计算出标准体重［身高（cm）减去105］，然后根据工作的性质计算出总的热量需求，一般而言，对于轻体力劳动的工作所需的热量为每千克体重约需30kcal（1kcal=4.19kJ）。

热量的组成包括碳水化合物、脂肪和蛋白质，其分配比例一般为

55%~65%来自碳水化合物，20%~25%来自脂肪，15%~20%来自蛋白质。碳水化合物对控制总热量的摄入最重要，在控制摄入量的前提下，鼓励多食用富含可溶性食物纤维素的品种和蔬菜。脂肪的摄入对补充热量很重要，但不宜超过25%，且15%的脂肪应该来自不饱和脂肪酸，来自饱和脂肪酸的摄入量要低于总热量的10%，且食物中的胆固醇含量每天少于300mg。

最后是蛋白质的摄入量，尽管蛋白质占总摄入热量的比例不高，但控制蛋白质摄入量对延缓糖尿病肾病的进展非常重要，因为过高的蛋白质负荷会加重肾脏的负担从而损害肾功能。所以一旦诊断为糖尿病肾病，就应该采取低蛋白饮食的策略，在肾脏高灌注期至微量白蛋白尿期，蛋白质的摄入量控制在0.8g/kg，如果有了显性蛋白尿和肾功能损害，则蛋白质的摄入量应限制在0.6g/kg，此时需添加必需氨基酸和α-酮酸，以维持正氮平衡。

（朱加明）

糖尿病肾病患者如何使用降糖药和胰岛素？

糖尿病肾病患者的血糖必须控制HbA1c水平<7%。降糖药物的选择包括磺脲类、双胍类、α糖苷酶抑制剂、噻唑烷二酮、钠-葡萄糖协同转运蛋白2（SGLT-2）抵制剂、胰高血糖素样肽-1受体激动剂（GLP-1 RAs）和二肽基酶4（DPP-4）抑制剂等，在口服降糖药血糖控制不佳的情况下需要使用胰岛素治疗，血糖波动较大或明显升高时还需强化胰岛素治疗。如果糖尿病肾病患者的肾功能已有损害，使用降糖药物或胰岛素时，需要调整相关药物的剂量，并且注意有些降糖药物在肾功能不全时禁用。

一般而言，在肾功能不全时，应该首选不通过肾脏代谢或排泄，或者由肝肾同时代谢的降糖药物，如格列喹酮，这类药物比较安全，肾功能不全时无须调整剂量；有些则需要从小剂量开始使用，如格列吡嗪或格列美脲；还有些降糖药物在肾功能减退到一定程度时，就要慎用或禁用，如二甲双胍、达格列净、恩格列净等在肾小球滤过率小于30ml/（min·1.73m²）时就要禁用。另一些新型的降糖药物如吡格列酮、罗格列酮、瑞格列奈则比较安全，肾功能不全时也无须调整剂量。肾功能不全时胰岛素的使用剂量需要减少，尤其在血液透析患者使用无糖透析液时，需要注意低血糖反应；相反在腹膜透析的患者中，因为腹透液中含有糖分，胰岛素的用量可能需要增加。

（朱加明）

肾功能不全时应如何合理使用抗生素？

目前常用的抗生素大多数都有不同程度的肾毒性。由于抗生素应用广泛，由抗生素引起的急、慢性肾损害也就最为常见。因此在肾功能不全时，应避免使用一些肾毒性较大的药物，避免加重肾脏损害；同时注意避免使用完全经肾脏排泄，也就是肾功能不全状态下排泄受限的药物，避免造成药物蓄积，引起更为严重的问题。综上所述，在肾功能减退时，以下抗生素应避免应用，如两性霉素B、新霉素、氨基糖苷类抗生素（庆大霉素、卡那霉素、阿米卡星、妥布霉素、奈替米星、链霉素等）、多黏菌素、万古霉素、去甲万古霉素、呋喃妥因等。但是如果因为病情需要或者有明确的应用指征必须选用其中的某种抗生素时，可以在密切监测血药浓度的条件下谨慎应用，根据血药浓度调整用药剂量。如部分青霉素类（青霉素、羧苄西林等）、氧氟沙星、碳青霉烯类（氨曲南、亚胺培南等）、部分头孢菌素（头孢拉定、头孢呋辛、头孢他啶、头孢吡肟等）、磺胺甲唑（SMZ）等。药物剂量应该根据肾功能减退程度以及药物本身特有的药代动力学进行调整，主要强调的是用药个体化。

在肾功能不全时，不受肾功能减退影响的抗生素或者受肾功能减退影响比较小的抗生素剂量可以无须调整或者仅略微调整。这部分抗生素主要是经由肝脏途径排泄而不经肾脏排泄，或者肝肾途径均为重要排泄途径，在肾功能受损时，肝脏途径仍可以完全排泄的药物，如部分青霉素类（阿莫西林、哌拉西林、美洛西林等）、部分头孢菌素类（头孢曲松、头孢噻肟等）。

（林静）

慢性肾小球肾炎患者血压应该控制到多少？

慢性肾小球肾炎（慢性肾炎）引起的高血压在继发性高血压中十分常见，可导致眼底病变和心、脑血管并发症，部分进展为恶性高血压。一般来说血压越高，持续时间越长，病情也就越严重，并且血压控制不佳反过来进一步加重对肾脏的危害。因此积极控制高血压是治疗慢性肾炎十分重要的措施。

慢性肾炎患者的高血压控制目标为：①为减少肾脏疾病和心、脑血管疾病的发生率和死亡率，力争把血压控制在理想水平：如尿蛋白<1g/d，血压控制在130/80mmHg以下；如尿蛋白≥1g/d，血压应控制在125/75mmHg以下。②选择能延缓肾功能恶化、具有肾脏保护作用的降压药物，如血管紧张素转化酶抑制剂、血管紧张素Ⅱ受体拮抗剂。③在应用药物降压的同时，伴发高血压的慢性肾炎患者应限盐（5~6g/d）饮食。低蛋白、低磷饮食及降压治疗可减轻肾小球内高压、高灌注、高滤过的状态，延缓肾小球硬化，保护肾功能。

（陈利明）

血管紧张素转换酶抑制剂在肾脏病治疗中有哪些作用？

该类药主要通过两种效应延缓肾损害进展，即血流动力学效应及非血流动力学效应。

（1）血流动力学效应：是指改善肾小球内"三高"（即高血压、高灌注及高滤过）状态而发挥的效应。①血管紧张素转换酶抑制剂（ACEI）能从血管阻力及血容量两方面有效地降低系统高血压，系统高血压降低即能间接改善肾小球内"三高"状态。②ACEI还能扩张肾小球出、入球小动脉，且扩张出球小动脉作用强于扩张入球小动脉，故又能直接使肾小球内"三高"降低。早在20世纪80年代初即已证实，肾小球内"三高"状态能加速残存肾单位的肾小球硬化，所以降低球内"三高"即能有效延缓肾损害进展。

（2）非血流动力学效应：主要包括①改善肾小球滤过膜选择通透性：血管紧张素Ⅱ（AngⅡ）能使肾小球滤过膜上"筛孔"变大，导致滤过膜选择通透性变差，尿蛋白排泄增加。ACEI阻断了AngⅡ产生，故能改善肾小球滤过膜选择通透性，使尿蛋白（尤其中、大分子尿蛋白）排泄减少。②保护肾小球足细胞：AngⅡ能使足突隔膜上的"连接桥梁"（Nephrin）丢失，使足细胞从基底膜上剥脱，损伤足细胞功能；ACEI阻断了AngⅡ产生，故能保护足细胞。③减少肾小球内细胞外基质（ECM）蓄积：AngⅡ能刺激肾小球细胞增加ECM合成及减少ECM降解（AngⅡ通过刺激纤溶酶原激活剂抑制物生成，而使纤溶酶及金属基质蛋白酶生成减少，进而抑制ECM降解），ACEI阻断了AngⅡ生成，故能拮抗上述作用而减少ECM蓄积，延缓肾小球硬化进展。

由于同时具有这两种效应，因此ACEI的肾脏保护作用最强，且血压正常的慢性肾脏病患者也能应用其降低尿蛋白、延缓肾小球硬化，保护肾脏功能。大量循证医学文献报道，无论糖尿病肾病和非糖尿病肾病，应用ACEI治疗3~5周，均可显著降低蛋白尿、延缓肾小球滤过率降低和血肌酐升高、减少终末期肾病的发生。且肾功能不全越严重和（或）尿蛋白越多，肾保护作用越显著；应用ACEI越早、时间越长，疗效越好。如果在进入透析前能够足量服用ACEI 3年以上，部分患者甚至可以不用透析。ACEI的肾保护作用独立于降压和降尿蛋白之外。但肾功能不全伴妊娠、高血钾或双侧肾动脉狭窄者应禁用。

（陈利明）

为什么血管紧张素Ⅱ受体拮抗剂可用于肾脏病的治疗中？

要回答这个问题，首先我们需要了解血管紧张素Ⅱ受体拮抗剂的作用机制是什么。

肾素–血管紧张素系统（RAAS）对于血压和水电解质平衡的调节起重要作用。它通过一系列酶促反应将血管紧张素Ⅰ（AngⅠ）转化为血管紧张素Ⅱ（AngⅡ），AngⅡ与细胞表面的血管紧张素受体结合而发挥生物学作用。现已证实，AngⅡ受体有4种亚型：AT1、AT2、AT3和AT4。目前已知AT1受体能调控AngⅡ所有重要的心血管活动，包括升压效应，促进平滑肌细胞收缩、醛固酮释放、体液调节以及左心室肌和动脉平滑肌细胞的生长和增殖。血管紧张素Ⅱ受体拮抗剂（ARB）通过与血管紧张素Ⅱ受体的结合，通过阻断血管紧张素Ⅱ而发挥效应。目前，广泛应用于临床的ARB类药物就是AT1受体拮抗剂。AT2受体的生理效应与AT1相反，具有调节细胞凋亡、扩张血管和抑制生长作用。

ARB是一类已广泛应用于临床的降压药物。ARB保护肾脏的机制包括以下几个方面：

（1）改善肾脏血流动力学：ARB改善肾脏血流动力学的效应包括降低血压，减轻肾小球血管阻力，选择性扩张出球小动脉，降低肾小球内压力，增加肾血流量和肾小球滤过率。

（2）抑制肾小球硬化：系膜细胞异常增生、合成细胞外基质增多是肾小球硬化的主要机制。AngⅡ可通过两种途径促进肾小球硬化：①促进细胞外基质合成：AngⅡ与AT1受体结合后，可促使系膜细胞合成细胞外基质增加。②减少细胞外基质降解：基质金属蛋白酶（MMP）是降解细胞外基质的主要蛋白酶之一，其活性受纤溶酶原激活物抑制剂调节。AngⅡ可通过激活纤溶酶原激活物抑制剂，抑制MMP活性，使细胞外基质降解减少。ARB通过阻断AngⅡ的致肾小球硬化作用，延缓肾脏病进展。

（3）减少蛋白尿：控制蛋白尿是延缓肾脏病进展的关键。ARB降蛋白尿的可能机制包括：①降低肾小球跨膜压力。②调整肾小球基底膜主要成分硫酸类肝素的合成，降低其对大分子的通透性而减少蛋白尿。③减少足细胞血管内皮生长因子（VEGF）的表达。

（4）改善内环境和循环功能：抑制AngⅡ可以提高机体对胰岛素的敏

感性，改善糖尿病患者的代谢紊乱，同时可以降低血脂和血尿酸，改善心功能，从而保证肾脏充分灌注和良好血液流变学环境，起到保护肾脏的作用。

近年来，大量动物实验研究和循证医学证据表明，此类药物除具心血管保护作用外，还有良好的肾脏保护作用，且该作用独立于降压作用之外。K/DOQI指南推荐，糖尿病肾病或非糖尿病肾病患者，无论是否伴有高血压，均应选择一种ARB或血管紧张素转换酶抑制剂（ACEI）类药物治疗。对2型糖尿病伴有高血压、大量蛋白尿和肾功能不全，选用ARB可能更为适宜。JNC-7也指出，ARB可有效延缓糖尿病肾病和非糖尿病肾病的进展。因此作为降压药物，ARB对于肾脏疾病的治疗意义远远超出了控制血压本身。

（陈利明）

钙通道阻滞剂在肾脏病治疗中有哪些作用？

钙通道阻断剂（CCB）是临床上最常用的抗高血压药物之一，根据其化学结构和药理作用可分为二氢吡啶（DHP）与非二氢吡啶两大类。近年国内外大型临床试验及高血压防治指南均建议合理选择长效控释（或缓释）剂型的二氢吡啶类CCB，能产生相对平稳和持久的降压效果，并可有效减少因高血压引发的各种并发症。

首先，CCB具有良好的降压作用，但并不影响肾功能（如血肌酐、血钾），对肾病中经常伴有的一些代谢障碍包括尿酸、胰岛素等影响很小，同时又可以和多种降压药合并使用，包括血管紧张素转化酶抑制剂（ACEI）、血管紧张素受体Ⅱ拮抗剂（ARB）、利尿剂、β受体阻滞剂等都可以联合应用。其次，CCB对肾脏血流动力学的影响实际上相当复杂。一方面CCB是一大类可以阻断钙通道的药物，主要扩张肾小球入球小动脉，但实际上并不单纯扩张入球小动脉，还或多或少有扩张出球小动脉的作用。一些常用CCB如氨氯地平（络活喜）、非洛地平缓释片（波依定）等则对出球小动脉的扩张作用是入球小动脉的一半左右。此外，出球和入球小动脉的状态固然是决定肾小球内跨膜压的因素，但全身血压情况以及扩张出球或入球小动脉以后肾脏血流动力学自身调节机制改变等因素也起重要作用。在全身血压有效下降的情况下，虽然使用CCB后入球小动脉扩张，但肾小球跨膜压仍然下降，说明使用合适CCB以及充分降压后，并不造成肾小球毛细血管内的"三高"现象（高灌注、高滤过、高压）。第三，CCB有降尿蛋白的作用。目前认为蛋白尿对肾病进展起重要作用。由于CCB以扩张入球小动脉为主，所以被误认为会增加蛋白尿。而事实上，蛋白尿发生除血流动力学原因外，还有许多其他机制参与，包括肾小球滤过膜本身通透性、电荷屏障、滤过后物质在肾小球系膜区的通行情况等。上述诸因素中除血管紧张素的影响外，CCB也起部分作用。另外，蛋白尿的改变还根据对整体肾功能的改变而定。对以大量蛋白尿为表现的肾病，短期ACEI治疗蛋白尿肯定比CCB好，但治疗较长时间后则未必如此。有研究对糖尿病肾病患者使用CCB治疗6个月后，蛋白尿明显减少，证明CCB治疗确实也有作用。

CCB在慢性肾脏病高血压治疗中的优势是显而易见的，主要表现为以下几个方面：

（1）CCB可以与各类抗高血压药（包括ACEI、ARB、β受体阻滞剂、利尿剂等）联合使用而增强降压疗效，临床上具有较广的应用范围。

（2）降压效果明确，迅速，有效，无种族、年龄差别，个体差异较小。疗效不受食盐摄入量的影响，尤其适用于治疗难以达标的老年收缩期高血压。

（3）适用于肾动脉狭窄患者、老年人等高危人群。耐受性好，对钾、尿酸、脂质及糖的代谢没有不良影响。可以用于合并糖尿病、呼吸系统疾病、外周血管疾病以及脂质紊乱的慢性肾脏疾病者。

（4）CCB在终末期肾衰治疗中有重要的作用：①在肾功能受损时，长效CCB无须减低剂量。②具有减轻血管钙化、抗动脉粥样硬化作用，在减少心脑血管并发症方面有一定优势。③可纠正因使用促红细胞生成素引发的高血压。

（5）实验研究显示，CCB可能具有非血流动力学的肾脏保护作用，具有拮抗或预防肾脏缺血再灌注损伤、造影剂及环孢素 A 导致的肾损害等作用。

总之，CCB 具有良好的降压、抗氧化作用，对肾功能影响小，其在肾科中占有十分重要的地位。由于肾实质性高血压患者常需终身服用降压药，要尽量选用对糖、脂及嘌呤代谢影响较小的药物。当合并高脂血症、高尿酸血症或糖代谢紊乱时，对降压药的选择尤其需要注意。正确认识 CCB 的各种特点，同时选择适合不同肾脏疾病的 CCB，或以主、或以辅合理应用，将会进一步提高肾脏病治疗的水平。

（陈利明）

降脂药对肾脏病有用吗？

高脂血症与肾脏病关系密切，它既是许多原发性或继发性肾脏病的常见临床表现，同时本身又参与了肾脏病的发生和发展。近年来许多研究均证实，高脂血症可对肾脏造成直接或间接的损害，降脂治疗对肾脏具有一定的保护作用。他汀类药物具有较强的降脂作用，临床上广泛用于高脂血症的治疗。由于高脂血症不仅可使患者心血管疾病发生率升高，还能加速肾脏病变的进展，因此肾病治疗中常常辅以他汀类药物治疗。以往临床应用他汀类药物主要依靠其降脂作用，而近期大量的研究发现，他汀类药物具有降脂以外的多种作用，包括抗炎、免疫调节及直接抑制系膜细胞增殖与系膜基质增多等，这些作用无疑对延缓肾脏病进展具有重要意义。

现已公认，高脂血症是除高血压、蛋白尿以外的第三大促进肾脏病进展的因子。他汀类药物不仅通过降脂作用间接地延缓肾脏病进展，而且可通过非降脂作用直接发挥肾脏保护作用。其作用机制主要有：①抗细胞增殖作用：体外实验显示他汀类药物可抑制系膜细胞、肾小管上皮细胞和平滑肌细胞增殖，而这些细胞增殖在肾脏病的发生及发展中起关键性作用。②诱导肾细胞凋亡：凋亡是一种细胞主动性死亡的形式，诱导异常增殖细胞凋亡对改善增生性病变具有重要意义。他汀类药物能诱导肾脏系膜细胞、肾小管上皮细胞和血管平滑肌细胞凋亡。③减少细胞外基质（ECM）积聚：ECM积聚是慢性肾病进展重要的病理基础，减少ECM积聚可以延缓肾小球硬化和肾间质纤维化。他汀类药物可通过甲羟戊酸途径上调系膜细胞和肾小管上皮细胞蛋白分解活性，降解ECM。④抗炎作用：巨噬细胞参与肾小球脂质的摄取和代谢，它在脂质诱导的肾小球硬化发生中起重要作用。单核巨噬细胞也参与多种肾脏病的发生和发展，与慢性肾功能衰竭、细胞外基质积聚和纤维化关系密切。已发现脂质和炎性细胞因子可刺激系膜细胞产生重要的单核细胞因子，他汀类药物能减少体外系膜细胞表达和产生这些细胞因子，从而发挥抗炎作用。⑤降压作用：最近研究报道，用ACEI治疗的高胆固醇血症患者，在接受他汀治疗后血压有进一步下降，可能通过降低主动脉收缩末期压力，也可能通过非降脂途径影响血管平滑肌信号，从而产生降压作用。⑥其他作用：他汀类药物可使患者的血小板脂质成分发生改变，抑制血小板凝聚。

　　肾病综合征、糖尿病肾病及终末期肾病（ESRD）患者常常合并脂质代谢异常，后者不仅引起肾动脉硬化，促进肾脏病进展，而且可以增加心脑血管并发症。动脉粥样硬化在ESRD患者极为常见，心脑血管事件是ESRD患者最常见的死因，50%以上慢性尿毒症患者死于心血管疾病。ESRD患者心血管事件死亡率大约为普通人群的20倍，脑血管事件死亡率大约为普通人群的10倍。他汀类降脂药能显著降低心血管事件的发病率和死亡率，无论伴或不伴有冠心病，无论基础血脂水平如何，他汀类降脂药能显著降低主要血管事件达23%。因此他汀类药物对改善ESRD患者的长期预后有益。他汀类药物主要从肝脏排泄，肾脏排泄率低于0.5%，因此它较适用于肾脏病患者。有研究表明伴有高胆固醇血症的肾病综合征及血液透析患者长期应用他汀类药物安全、有效。

　　鉴于上述作用，他汀类药物可广泛用于多种肾病的治疗，如增生性肾小球肾炎、缺血性肾病、慢性移植性肾病和多囊肾等。

（陈利明）

免疫抑制剂治疗肾脏病的机制是什么？

据大量肾活检的病理检查和实验性肾小球肾炎研究表明大多数肾炎由免疫因素引起，主要机制为抗原抗体反应引起的变态反应。在人体内免疫复合物的形成引起肾小球肾炎基本上有两种方式：①抗体与肾小球内固有的不溶性肾小球抗原或植入在肾小球内的非肾小球抗原，在肾小球原位结合形成免疫复合物。②血液循环内形成的可溶性抗原抗体复合物沉积于肾小球。因此，临床上使用免疫抑制剂抑制人体内这些免疫反应，从而避免了抗原抗体复合物的形成及其在肾脏内的沉积，达到切断免疫反应引起的炎症，降低对肾脏的损害，保护肾功能。

（陈越）

糖皮质激素治疗肾脏病的机制是什么？

（1）抗炎作用：糖皮质激素有强大的抗炎作用，能对抗各种如物理、化学、生物、免疫等原因所引起的炎症。在炎症早期可减轻渗出、水肿、毛细血管扩张、白细胞浸润及吞噬反应，从而改善症状；在后期可抑制毛细血管和成纤维细胞的增生，延缓肉芽组织生成，防止黏连及瘢痕形成，减轻后遗症。

（2）免疫抑制作用：糖皮质激素对免疫反应有强力抑制作用，甚至引起免疫器官萎缩。糖皮质激素对细胞免疫和体液免疫均有抑制作用。对细胞免疫的抑制作用包括：①药理剂量糖皮质激素可以使周围血单核细胞及淋巴细胞暂时性减少，可能是由于使其从骨髓释放减少或进入骨髓。②糖皮质激素抑制细胞介导的免疫反应，诱导无反应性。③糖皮质激素抑制单核巨噬细胞对初次抗原攻击的趋化性，减弱抗原引致的淋巴转化活性。④药理剂量地塞米松可抑制 T 细胞因子、白介素 –1、白介素 –2 的产生。⑤糖皮质激素可减弱淋巴细胞的抗体依赖性细胞毒作用。糖皮质激素对细胞免疫的抗原识别、免疫活化、细胞增殖、免疫效应等多个环节均有直接的影响。糖皮质激素抑制体液免疫的详细机制尚未明确，但不论其机制如何，糖皮质激素已被广泛用于治疗抗体介导的某些疾病，并收到一定效果。

（陈越）

应用糖皮质激素治疗肾小球肾炎应该注意哪些问题？

（1）掌握适应证：糖皮质激素对于一些肾炎有很好或较好的消除蛋白、控制肾病综合征病情的作用。如微小病变性肾病、轻或中度系膜增生性肾炎、早期膜性肾病、增生性狼疮肾炎等。对于另一些肾炎则有治疗或控制其急性肾功能衰竭的作用，如急进性肾炎早期、活动性狼疮肾炎、急性过敏性间质肾炎等。上述类型是激素治疗的适应证，而对于另一些肾炎则是无效的，如各种肾炎引起的单纯性血尿（肉眼或显微镜下）、急性肾炎、各种肾炎引起的慢性肾衰竭。这些情况原则上就不能使用激素。

（2）合理用药：对于适合应用激素的病例，在使用时也要遵循一些原则：起始剂量要足、诱导充分、减量缓慢、长期维持。这是获取疗效、减少不良反应的必要保证。

（3）注意不良反应：激素的不良反应与使用剂量大小及疗程长短呈正相关，即大剂量激素、应用时间过长（>3个月）、不规则应用激素或有激素禁忌证者，则易于发生不良反应，严重者可危及生命。肾小球疾病治疗中，激素的主要不良反应有以下几种：①并发或加重感染，多见于病情重、体质较弱者。②水、电解质失调。③神经精神症状，可出现激动、失眠，个别可诱发精神病，可适当使用地西泮（安定）等镇静剂。④抑制生长发育，小儿长期用激素，可引起蛋白质负平衡，影响生长发育。⑤骨骼异常，如骨质疏松、股骨头坏死等。

（陈越）

糖皮质激素治疗的不良反应有哪些?

糖皮质激素如果长期使用则不良反应会比较多，概括起来主要有以下几个方面：

（1）诱发或加重感染：糖皮质激素降低机体抵抗力，长期大量使用易产生继发感染或致使体内潜伏的感染灶扩大播散。加之肾病综合征患者自身的抵抗力低下，使用激素期间更易发生感染。临床上常见的有：呼吸道感染、肠道感染和皮肤感染（疖肿、甲沟炎等）以及尿路感染和肺部感染。

（2）诱发或加重溃疡：激素可增加胃酸和胃蛋白酶的分泌，减少胃黏液分泌，故可诱发或加重溃疡，甚至导致消化道出血、穿孔。

（3）类肾上腺皮质功能亢进症：长期大量使用糖皮质激素可发生糖、蛋白质和脂肪以及水、电解质紊乱。临床上表现为向心性肥胖、满月脸、多毛症、高血脂、低血钾、尿糖阳性、脂肪肝等。

（4）肾上腺皮质功能不全或萎缩：这是由于长期外源性激素抑制了下丘脑-垂体-肾上腺系统，使肾上腺皮质分泌激素减少或停止，并使垂体萎缩。

（5）加重氮质血症和低白蛋白血症：由于糖皮质激素能增加体内蛋白质的分解代谢，对肾病综合征患者在发生利尿消肿效能之前，往往可加重氮质血症和低白蛋白血症。

（6）加重水钠潴留产生高血压：糖皮质激素有水钠潴留作用，大剂量使用的初期，在利尿作用出现之前可能会加重水肿，部分患者出现高血压。

（7）眼科并发症：长期使用激素可能发生眼科并发症，如青光眼、白内障、眼部细菌和霉菌感染以及病毒性角膜炎等。对于有青光眼家族史者用激素后较易出现眼压增高。

（8）引起神经、精神症状：长期使用激素的患者均有兴奋现象，个别病例可诱发精神病和癫痫发作。轻度的精神症状停药后多能自行消除。

（9）影响生长发育：肾上腺皮质激素有对抗生长激素的作用，使生长发育中的肾病综合征患者身高增长缓慢或停滞。

（10）撤药综合征：指激素减量或停药时，有些患者出现全身不适、食欲减退、情绪低落、肌肉关节疼痛。防治的办法是停药不要过快，同时可使用中药调理。

此外，糖皮质激素还有些不常见的不良反应，如过敏性哮喘、过敏性休克、粒细胞减少、运动性震颤、骨无菌性坏死等。孕妇服用后对胎儿可产生致畸作用。

（陈越）

大剂量甲泼尼龙冲击治疗方法的适应证是什么？

需进行大剂量激素冲击治疗的肾脏疾病有如下几种：

（1）急进性肾小球肾炎（RPGN）：根据Bolton报道特发性新月体急进性肾炎47例，其中免疫复合物性及无免疫球蛋白型急进性肾炎患者21例，经冲击疗法改善18例，而用传统疗法的9例中只有4例改善，两者相比差异有显著性。Bolton另有报道冲击治疗9例典型的RPGN，在冲击4周后7例肾小球滤过率增加30%以上，血清肌酐由104 ± 22mg/L降至22 ± 5mg/L，肾活检也发现病理有明显好转。Coner认为冲击治疗RPGN疗效在50%~60%，而Bolton对经过冲击治疗有效的患者追踪2~86个月，平均31.5 ± 5.1个月，远期有效率为73%。

（2）难治性肾病综合征。

（3）狼疮肾炎（LN）：有如下情况者考虑应用大剂量激素冲击治疗。

①表现为急进性肾小球肾炎的狼疮肾炎。

②严重弥漫增生性狼疮肾炎。

③活动性狼疮肾炎。

④对需大剂量激素治疗的LN患者，用冲击疗法可减少激素维持剂量，从而减少激素副作用。

⑤内生肌酐清除率（CCr）>20 ml/min且有明显血尿或蛋白尿的患者。

⑥肾活检免疫荧光示内皮下沉积物多而上皮下沉积物少的患者。

（4）其他

①膜增生性肾炎：对膜增生性肾炎，冲击治疗只具有改善或稳定肾功能作用，无完全诱导缓解作用。

②膜性肾炎：意大利Ponticelli等报道用冲击疗法加苯丁酸氮芥治疗成人特发性肾病的对照研究，其缓解率达72%。

③急性间质性肾炎。

④移植肾超急性或急性排异。

（章晓燕）

能否使用大剂量的地塞米松代替甲泼尼龙进行冲击治疗？

不可以。冲击疗法的机制是大剂量激素可起到强大的抗炎、免疫抑制作用，由于血中浓度和激素生物学用量迅速下降可避免糖皮质激素长期应用的严重副作用，为此所选择激素必须为水溶性、高效和短作用。甲泼尼龙属短效激素，抗炎作用为皮质醇的5倍，其琥珀酸盐极易溶于水，故是冲击治疗的最佳选择。地塞米松是长效皮质激素，虽具有抗炎作用，但其血浆半衰期为5小时，生物半衰期长达36~54小时，连续用药不呈脉冲状，故主张无甲泼尼龙时选用氢化可的松代替，而不能使用地塞米松代替。

（章晓燕）

临床上如何正确应用环磷酰胺治疗肾脏病？

环磷酰胺主要用于难治性肾病综合征、急进性肾小球肾炎、狼疮肾炎的治疗。环磷酰胺的使用方法如下：

（1）口服：环磷酰胺治疗肾病综合征经常采用的方法是口服，用量为2~3mg/（kg·d），分两次口服。

（2）冲击疗法：是将冲击剂量的环磷酰胺加入500ml生理盐水中，1~2小时内静脉滴注，并同日口服或静脉补充液体2~3L。环磷酰胺冲击治疗方案有：

①美国NIH推荐方案：0.5~1g/m²，每月1次，连续6个月后，同剂量每3个月1次，连续2年。

②每日环磷酰胺10mg/kg连续2天，重症患者每2周1次，一般患者每月1次，累计总剂量≤150mg/kg，以后每3个月1次直至病情稳定。

（章晓燕）

环孢素在肾脏病治疗中应该注意哪些问题？

环孢素在肾脏病治疗中应该注意如下几个问题：

（1）联合用药：由于单用环孢素治疗后复发率高，临床常需联合用药。与肾上腺皮质激素或其他免疫抑制剂联合使用，可提高环孢素的临床疗效。

①与肾上腺皮质激素联合使用，即使是小剂量［一般泼尼松0.5mg/（kg·d），成人30mg/d］也可增加对治疗的敏感性。

②环孢素也可与其他免疫抑制剂合用，但要减少其他免疫抑制剂的剂量，并严密观察不良反应。

③环孢素与小剂量他汀类药物合用是安全的。某些药物如红霉素、新一代的二氢吡啶类钙离子拮抗剂等会增加环孢素浓度。钙离子拮抗剂虽可使环孢素浓度升高，但不会增加环孢素的肾毒性，且可减少环孢素的用量。

（2）环孢素的不良反应

①肾脏不良反应：环孢素治疗中最重要的问题是其肾毒性。环孢素可引起肾小管间质及肾血管的结构和功能改变，导致肾间质纤维化、血管钙化、肾小球硬化等，即使环孢素血清浓度正常也可发生上述改变。环孢素急性肾毒性与肾血流量的下降有关，这种功能性的肾毒性通常不会引起永久性的肾损害。急性环孢素肾毒性多呈剂量依赖性，环孢素减量或停用后可以恢复。慢性环孢素肾毒性是环孢素治疗的主要不良反应，主要表现为肾内小血管硬化和条索状的间质纤维化。

②肝脏不良反应：环孢素致肝损害的发生率为5%~10%，多发生在用药3个月内。

③环孢素相关性高血压：使用环孢素过程中10%~14%患者可发生高血压，原无高血压者用药后血压升高超出正常范围；或是用环孢素前，原降压药可控制的血压，使用环孢素后变为不可控制。一般加用降压药或调整降压药剂量后，环孢素导致的高血压可得到控制。

④其他不良反应，包括胃肠道不适、腹泻，高尿酸血症、痛风，血糖升高（少于2%），多毛，齿龈增生，震颤，感染等，长期使用有引起肿瘤的报道。

对肾功能不全、严重高血压或有明显肾间质小管损伤者，应用环孢素要慎重。有尚未控制的感染或恶性肿瘤的患者不宜使用环孢素。长期使用环孢素应注意监测肝肾功能和血药浓度。

（章晓燕）

他克莫司在肾脏病的治疗中有作用吗？

体内外实验证明，他克莫司（FK-506）主要用于器官和组织移植前后治疗机体的排异反应，具有与环孢素相似而更广泛的免疫抑制作用，效力比环孢素高10~100倍，而毒副作用比环孢素少。作用机制主要为通过抑制相关多细胞因子的产生和表达来抑制T淋巴细胞的活化，可与T淋巴细胞胞质的FK-506结合蛋白（FKBP）结合形成FK-506/FK-BP复合物，再与T淋巴细胞胞浆内的Ca^{2+}-钙调蛋白依赖性蛋白磷脂酶活性蛋白结合，竞争性抑制钙调神经磷酸酶与其底物T细胞核因子（NF-AT）结合，从而抑制NF-AT去磷酸化，使之不能激活IL-2、γ干扰素的转录因子，抑制了细胞因子的产生和T细胞的活化，因而具有抗排异作用。所以他克莫司同样也可以应用于肾脏病的治疗。

（章晓燕）

吗替麦考酚酯的作用机制是什么，可以应用于肾脏病的治疗中吗？

吗替麦考酚酯（MMF）是一种新型的免疫抑制剂，口服后被水解为具有免疫抑制性的代谢产物麦考酚酸，然后经肝代谢为无活性的酚化葡萄糖苷糖。其作用机制是可逆性抑制次黄嘌呤核苷酸脱氢酶，后者则是三磷酸鸟苷合成的限速酶。由于激活的T、B淋巴细胞的增殖高度依赖于嘌呤的合成途径，而其他细胞则可通过替代途径增殖。因此，吗替麦考酚酯可选择性抑制淋巴细胞的增殖。除此之外，吗替麦考酚酯尚可抑制新血管的形成、抗体的产生及淋巴细胞表面糖蛋白分子（如黏附因子）的表达。

吗替麦考酚酯在肾脏病治疗中的适应证有如下几个方面：

（1）狼疮肾炎：前瞻对照及临床观察性研究均证实吗替麦考酚酯联合糖皮质激素适用于狼疮肾炎有肾脏活动性病变者，如弥漫增生性狼疮肾炎（WHO分型Ⅳ型）和其他类型（Ⅲ型和Ⅴ型）中有活动性病变者，其中合并血管病变如血管炎者效果更好。前瞻对照研究证实其疗效与环磷酰胺相似，但副作用相对较轻。循证医学资料证实，吗替麦考酚酯用在狼疮肾炎缓解期维持治疗可有效防止疾病复发长达3年，耐受性较好。

（2）原发性小血管炎肾损害：观察性研究证实吗替麦考酚酯联合糖皮质激素可以直接用于ANCA阳性小血管炎活动性病变，如局灶节段坏死性肾小球肾炎和少免疫沉积型新月体性肾炎。前瞻对照研究显示吗替麦考酚酯可用于经环磷酰胺诱导治疗后（如半年左右）缓解期的维持治疗。

（3）难治性肾病综合征：观察性研究证实对于难治性原发性肾病综合征中微小病变和系膜增生性肾炎表现为激素依赖或激素抵抗者，吗替麦考酚酯联合糖皮质激素有肯定疗效，可用于环磷酰胺等药物无效或有严重副作用时。目前观察性研究资料显示吗替麦考酚酯联合糖皮质激素对难治性原发性肾病综合征中膜性肾病、局灶节段肾小球硬化症亦有疗效，但不推荐单独使用。

（4）IgA肾病：

①IgA肾病缓慢进展型（病理活动性病变为主且程度较重，尿蛋白≥1.0g/d、肾功能有损害、出现高血压）及快速进展型（病理较多新月体及重度活动性病变，肾功能急剧恶化），吗替麦考酚酯可能有效。但需要更多的临床随机对照研究加以证实。

②IgA肾病表现为肾病综合征（病理表现以系膜轻、中度增生为主），吗替麦考酚酯适应证同"难治性肾病综合征"。

③IgA肾病表现为单纯性血尿或蛋白尿（病理程度较轻，蛋白尿<0.5~1.0g/d、肾功能正常、无高血压），不推荐使用吗替麦考酚酯。

（章晓燕）

肾脏病为何需要采用抗凝疗法？

肾病综合征患者存在明显的高凝倾向，其凝血、抗凝、纤溶成分均有改变并存在血小板功能紊乱。由于肝脏合成增加，患者血浆凝血因子Ⅴ、Ⅶ、Ⅷ、Ⅹ和纤维蛋白原浓度升高，而Ⅱ、Ⅸ、Ⅺ和Ⅻ因子则减少。抗凝血酶Ⅲ和α_1抗胰蛋白酶是活化Ⅹ因子及凝血酶的抑制剂，两者相对分子质量较小，可自尿中丢失致其血浓度明显下降。纤溶酶原也可从尿中丢失致血浆浓度下降，而纤溶酶抑制剂如α_2巨球蛋白和α_2抗纤溶酶增加。患者血小板功能显著亢进，其黏附性和聚集性均大大增强。在上述异常中，以Ⅴ、Ⅶ和血浆纤维蛋白原增加、抗凝血酶Ⅲ水平降低和血小板聚集性增强最为重要。此外，长期使用糖皮质激素和利尿剂过度也可加重高凝状态。所以，肾病综合征患者血栓形成和栓塞发生率明显升高，需要采用抗凝疗法。

（章晓燕）

目前肾脏病在临床上常用的抗凝药物有哪些，各有何特点？

目前在肾脏病临床上常用的抗凝药物主要有阿司匹林、双嘧达莫、华法林、肝素、小分子肝素、尿激酶等。

（1）抗血小板药物

①阿司匹林：优点是服用方便，为经典的抗血小板药物，许多大规模循证医学证据表明其在动脉血栓的防治中具有良好效果，一般服用1周后血液中的血小板被完全抑制，停药后5天血液中血小板功能可基本恢复。缺点是易导致出血，特别是胃肠道出血。

②双嘧达莫（潘生丁）：优点是服用方便，胃肠道不良反应轻，出血少见，缺点是对有缺血性心脑血管疾病的患者易有"窃血"现象，部分患者有头痛的不良反应，可能与其扩张脑血管的作用有关。

（2）抗凝药物

①肝素：优点是价格便宜，抗凝效果肯定，可使用部分凝血活酶时间进行监测。缺点是易导致出血、肝素诱导的血小板减少以及长期使用肝素后的骨质疏松。

②小分子肝素：优点是给药途径多样，出血不良反应少，生物利用度高，半衰期长，在体内不易被清除，对血小板功能和数量影响小，不引起血小板减少。缺点是价格较昂贵。

③华法林：优点是价格便宜，口服吸收率高，半衰期长，蛋白结合率高。缺点是易导致出血、皮肤坏死。

（3）溶栓药物

①尿激酶：优点是可直接将纤溶酶原转变为纤溶酶，发挥溶解血栓的作用。无抗原性，对纤维蛋白无选择性。

②链激酶：可间接激活纤溶酶原。有抗原性，可致过敏反应。

（章晓燕）

肾病综合征患者能不能使用白蛋白？

肾病综合征患者反复使用人血白蛋白可导致蛋白管型增加，引起肾小管损害，并导致特发性肾病综合征反复发作，增加难治性肾病的复发率。

但是肾病综合征患者往往由于大量蛋白尿而出现严重的低白蛋白血症、水肿，如不使用白蛋白就不能有效提高血清白蛋白浓度，影响利尿消肿的效果，所以肾病综合征患者通常仅在严重低白蛋白血症、水肿的情况下，才使用白蛋白，提高利尿剂的效果。

（章晓燕）

肾脏病患者怎样合理使用利尿剂？

利尿剂在肾脏病的临床应用十分广泛，是治疗高血压、肾小球肾炎、肾病综合征、肾功能不全等疾病的常用药物。由于其使用方便、疗效确切，多年来应用不衰。由于利尿剂品种很多，化学结构、药代动力学、临床药理作用机制各不相同，对于不同肾脏疾病临床应用也有很大差异，应根据不同疾病调整利尿剂的使用方案，实现个体化用药。只有合理使用利尿剂，才能充分发挥其临床治疗作用。

（1）利尿剂的分类及作用机制

不同的利尿剂其作用机制也各不相同，按利尿机制可分五大类：①碳酸酐酶抑制剂（乙酰唑胺、醋甲唑胺）。②渗透性利尿剂（甘露醇、山梨醇）。③袢利尿剂（呋塞米、托拉塞米）。④噻嗪类利尿剂（氢氯噻嗪、吲达帕胺）。⑤保钾利尿剂（螺内酯、氨苯蝶啶）。袢利尿剂的作用机制为阻断 $Na^+-K^+-2Cl^-$ 转运系统，噻嗪类利尿剂可阻断电中性 Na^+-Cl^- 转运系统，氨苯蝶啶和阿米洛利可阻断钠通道。袢利尿剂和噻嗪类利尿剂均使尿钾排泄增多，可引起低钾血症。利尿作用以袢利尿剂最强。

（2）利尿剂的临床应用

①对于肾功能不全患者首选袢利尿剂，有轻度肾功能不全患者使用大剂量噻嗪类利尿剂也可产生利尿作用。但如果内生肌酐清除率（CCr）<50ml/min，该药的利尿效果则很差。当CCr<15ml/min时，必须加大袢利尿剂剂量才可产生利尿效果。

②急性肾小球肾炎预后良好，但如不及时处理，也可出现严重的并发

症而危及生命。对于轻、中度水肿者，原则上应限制水及盐的摄入，注意休息，无须使用利尿剂。使用利尿剂的指征是：a.高度水肿且无其他并发症者。b.急性肾小球肾炎并发心力衰竭者，应严格限制水、钠摄入，快速利尿，首选祥利尿剂。c.对有轻度高血压者（舒张压<100mmHg），应控制水、钠摄入，一般不用降压药和利尿剂。当儿童舒张压≥100mmHg、成人舒张压≥110mmHg时，应采用利尿剂（呋塞米或氢氯噻嗪）配合使用普萘洛尔或血管扩张剂肼屈嗪。d.中草药利尿药物也能取得良好疗效。如玉米须能改善微循环，有利尿降压功效。泽泻能增加尿素和钠的排出，具有利尿降压、降血糖及降低胆固醇的作用。

③肾病综合征由于大量尿蛋白的丢失，血浆胶体渗透压的下降，血管内液体渗入组织间隙，循环血容量减少，醛固酮分泌亢进，均可导致水钠潴留。因此利尿疗法在肾病综合征的治疗中占有很重要的地位。a.肾病综合征时低白蛋白血症和大量蛋白尿对祥利尿剂有抑制作用，加之患者远端肾小管钠重吸收活跃，表现为利尿剂抵抗。当尿白蛋白>4g/L时，祥利尿剂剂量应增2~3倍才能有足够量游离型药物发挥作用，与白蛋白联合应用可增强利尿效果。b.联合应用噻嗪类可增加疗效。利尿不宜过速，否则血容量降低过快，血液浓缩，可诱发急性肾衰和血栓栓塞等并发症。对伴有氮质血症的肾病综合征，原则上不选用噻嗪类利尿剂，因其可导致肾功能进一步损害。c.祥利尿剂呋塞米在肾功能损害时仍可使用，但肾功能损害的程度严重影响利尿效果。d.所有利尿剂均可导致电解质紊乱及高尿酸血症，而噻嗪类和祥利尿剂常诱发高血糖，故在肾功能不全时，利尿剂应逐渐加量。e.对有高度水肿伴有胸水或腹水的患者，肾功能良好者，往往伴有醛固酮增高，常可选用两种以上利尿剂如呋塞米和螺内酯。同时为降低蛋白尿，可根据临床类型或病理分型，配合使用激素或免疫抑制剂（如吗替麦考酚酯等）。f.肾病综合征伴有高血压者，水肿消退后但血压仍不能恢复正常时，通常使用肼屈嗪、普萘洛尔和利尿剂，即所谓标准三联疗法。

④对轻、中度特发性高血压可按以下原则进行治疗：a.限制钠摄入（NaCl 4~5g/d）。b.改变生活方式，戒烟酒，低脂饮食，减肥、运动。c.降

压药物，有心肌梗死者宜用 β 受体阻滞剂；有心力衰竭或糖尿病肾病者首选血管紧张素转化酶抑制剂（ACEI）；心绞痛及特发性高血压应选钙通道拮抗剂。d.近年来利尿剂的抗高血压疗效又重新受到重视，主张初始用小剂量利尿剂，宜采用短、中效的噻嗪类。高血压合并心衰可采用利尿剂或ACEI。用小剂量利尿剂治疗高血压伴有2型糖尿病或骨质疏松患者是有益的。而对高血压伴痛风则不用利尿剂，否则可产生不良反应。

（3）利尿剂的不良反应：

①血容量减少。②电解质紊乱：可引发低钾血症、高钾血症、低钠血症、低镁血症、低氯血症。③酸碱平衡失调。④高尿酸血症。⑤耳毒性。⑥肾结石和肾钙沉积。⑦其他不良反应：较少见，包括心律失常、高脂血症、糖代谢异常、急性间质性肾炎、胰腺炎、肺水肿、肌肉骨骼疼痛、性功能减退等。

（陈利明）

哪些中药可用于慢性肾小球肾炎的治疗？

研究证实，慢性肾小球肾炎发病原因主要与患者的自身免疫功能紊乱有关。中医扶正固本的治疗原则与人体免疫系统的关系非常密切，许多中药或方剂都有较好的调整人体免疫功能的作用，其中不少补益类中药均可增强人体的免疫功能，而有些祛邪类中药可抑制或调节人体的免疫功能，所以可以单独或配合西药一起治疗慢性肾小球肾炎。

中医药治疗慢性肾炎的方法有如下几种：

（1）益气固肾法：用于肺肾气虚，脾肾气虚者。如黄芪、党参、太子参、生黄芪、白术、芡实、莲子肉有补气作用；金樱子、莲须、菟丝子、覆盆子有固肾作用。

（2）温补脾肾法：用于脾肾阳虚者，常用方剂有附子理中汤、真武汤等。

（3）滋养肾阴法：用于肾阴亏损者，慢性肾小球肾炎如温补脾肾过久或用激素治疗者，都可导致肾阴耗伤，常用方剂有六味地黄汤、知柏地黄汤等。

（4）气阴两补法：用于气阴两虚证，常用方剂为参芪地黄汤。

（5）阴阳双补法：用于阴阳两虚者，常用方剂为桂附地黄汤。

（6）清热解毒法：适用于慢性肾小球肾炎合并感染患者，可选用五味消毒饮合银翘散加减。

（7）活血化瘀法：慢性肾小球肾炎病程较长，多数患者都有不同程度的血瘀征象，可在辨证论治的基础上选加丹参、泽兰、红花、益母草、水蛭等。

（8）祛风胜湿法：慢性肾炎有风湿扰肾、脾气不升者，可用本治法，常用方剂为祛风胜湿汤。

中医药在治疗慢性肾小球肾炎上有其自身特色，而且配合化学药物治疗，在降低化学药物不良反应方面可能有一定作用，两者在疗效上可能有一定协同作用，但患者应在正规医院就诊，不可盲目相信所谓的"偏方"、"秘方"，一些中草药本身也具有肾毒性，使用不当反而加重肾脏损害。

（袁敏）

无症状的血尿或蛋白尿患者应该如何处理？

无症状的血尿或蛋白尿患者千万不能忽视，要进行全面的病史询问、体格检查，常规行尿常规、24小时尿蛋白定量、血生化、免疫学检测、泌尿系统超声等检查。血尿患者需行尿相差显微镜、尿红细胞容积分布曲线检查，以鉴别肾小球源性或非肾小球源性血尿，排除尿路疾病如结石、肿瘤、炎症等。蛋白尿患者通过尿蛋白电泳明确尿蛋白性质，排除生理性蛋白尿。如无其他异常发现，病程较短，蛋白尿少于1g/d，可积极随访，并每3~6个月进行尿常规、24小时尿蛋白定量、肾功能等检查，暂无须服药，或者以中医辨证施治。告知患者注意避免劳累、防治感冒，慎用有肾毒性的药物（如感冒药、部分抗生素、避孕药、含马兜铃酸的中草药等）。一旦出现其他病症如发热、各种感染、心血管疾病、需要行各种手术等，应及时就诊，并告知接诊医生，必要时应请肾脏科专科医生协助治疗。

在密切随访过程中，如出现水肿、血尿或蛋白尿加重、血压升高，或血尿、蛋白尿病程迁延不愈，达1年以上，在征得患者同意后，仍应行肾穿刺活检，明确肾脏病理情况，以获得下一步治疗的客观依据。

（章晓燕）

微小病变性肾病治疗时应该注意哪些问题？

本病治疗目的是尽快诱导缓解，减少药物的不良反应，即用产生最小不良反应的药物剂量，尽可能使患者的缓解状态维持较长时间。对激素类药物的潜在不良反应，如体重增加、痤疮、生长缓慢、毛发生长、高血压和行为习惯的改变等，应向患者及家属解释清楚。

（1）一般治疗

①休息与活动：发作期应卧床休息为主。应保持适当床上活动，以防止血栓形成。病情缓解后，可逐步增加活动，有利于减少并发症，降低血脂。如活动后尿蛋白增加（恢复期常出现活动后蛋白尿），则应减少活动。

②饮食治疗：应进食易消化、清淡、半流质饮食。水肿时应进低盐饮食，每天摄取钠2~3g，禁用腌制食品，以利减轻水肿，降低发生高血压的危险性。在微小病变早期与极期，给予正常量1~1.5g/（kg·d）的优质蛋白饮食，热量要保证充分，有助于缓解低白蛋白血症及随之引起的一些并发症。慢性患者应摄入优质低蛋白饮食，每天摄入蛋白0.65g/kg。如有氮质血症，应进一步减少蛋白的摄入量。并且患者应控制脂肪的摄入量，饮食中胆固醇含量应低，可摄入富含不饱和脂肪酸如鱼油以及可溶性纤维，如燕麦、米糠等，有利于降低血脂。对于持续蛋白尿和高脂血症的患者，应考虑给予3-羟基-3-甲基戊二酰单酰辅酶A（HMG-CoA）还原酶抑制剂。饮食控制和药物治疗可减少心血管并发症发生的危险性，特别是对于那些具有缺血性心脏病危险因素的患者。患者需适当补充微量元素，如铜、锌、铁等元素，严重食欲减退者，可选择健脾利湿、消食健胃中药治疗。如果食欲亢进明显，必须控制能量摄入，以避免过度肥胖。为预防激素对骨骼

方面的副作用，每天应摄入1500mg钙和400~800U维生素D（通过饮食和额外给予）。小儿应按年龄做出适当的调整。另外，对长期应用激素的成人，应该进行骨密度检查，必要时给予激素替代治疗（如降钙素）。

③利尿治疗：应用利尿药必须慎重，因为容易造成血容量降低、氮质血症加重。一般可给予噻嗪类利尿药，常用氢氯噻嗪（双氢克尿噻）25~50mg，每天2~3次，效果不好可加用保钾利尿药，如螺内酯（安体舒通）、氨苯蝶啶等。效果仍不好可改用袢利尿药，一般以呋塞米每天20~120mg，或布美他尼（丁尿胺）每天1~5mg（同量时作用为呋塞米的40倍），分次口服或静脉注射。严重水肿应给予渗透性利尿药，常用不含钠的右旋糖酐40(低分子右旋糖酐)250~500ml静脉滴注，隔天1次。该药配合袢利尿剂效果良好。但对少尿患者（尿量<400ml/d）应慎用此药，以防止其管型形成、阻塞肾小管，导致肾小管上皮细胞变性、坏死，诱发渗透性肾病，导致急性肾衰竭。

（2）特殊治疗

①糖皮质激素：微小病变型肾病应用糖皮质激素治疗，对绝大多数患者有效且起效快，但易复发。为了减少复发，开始治疗用量要足，诱导时间宜长，减量速度要慢，减量幅度要小。常用激素治疗方案为中长程治疗方案，初始治疗多采用此方案。糖皮质激素是治疗微小病变肾小球肾病的基本药物，尽管该药有不良反应，也不能治愈该病，但对初发患者仍是首选药物。一般应用激素的原则和方案是：a.起始足量：即开始治疗时，每天治疗剂量宜大，常用药物为泼尼松（强的松），儿童剂量为60mg/（$m^2 \cdot d$），或1mg/（$kg \cdot d$）（最大剂量80mg/d）分3~4次口服，连用4~6周，必要时可延长到8~12周。另一方案为以上剂量连用4周，改为40mg/（$m^2 \cdot d$），再连用4周；再一方案为以上剂量每天1次晨起顿服，直到尿蛋白转阴3天，如用4周无效，应考虑激素抵抗，如疗效满意即可转入间歇用药法。b.缓慢减药：足量治疗后，每1~2周按原用量10%递次减量，待减至20mg/d左右时，症状易复发，应更加缓慢减量。c.长期维持：此期一般以泼尼松（强的松）10mg/d的最小剂量维持半年到1年或更长。激素服用可采用全日量顿服或维持期两天量隔天一次顿服，以减轻药物不良反应。根据患者对激素的反

应，可将其分为"激素敏感型"（即用药8周内症状缓解）、"激素依赖型"和"激素抵抗型"（激素治疗无效）3类。各自的治疗措施有所不同。运用大剂量激素冲击治疗，能迅速、完全地抑制一些酶的活性，并使激素特异性受体达到饱和，在短时间内发挥激素抗炎的最大效应；另一方面大剂量激素的免疫抑制及利尿效应，一般比常规剂量更为明显，所以可用于常规激素治疗无效的难治性肾病综合征，部分患者肾病可得以缓解。目前临床运用最多的是意大利学者Ponticelli治疗特发性膜性肾病的治疗方案。关于类固醇不同用法的治疗效果和不良反应问题，一般认为治疗效果是：每天分次服用>每天顿服>隔天顿服；不良反应与之相似，每天分次服用>每天顿服>隔天顿服。胃肠道不良反应以分次服用为小。微小病变者接受首次激素治疗的强度决定了之后的复发率。首剂激素的最佳剂量要考虑其累积毒性、复发率、复治率。在长期激素治疗中，应注意其不良反应的发生如库欣综合征、负氮平衡、骨质疏松、糖尿病、水钠潴留、消化道症状、神经精神症状、诱发感染发生或播散，且有对抗生长激素作用，影响儿童生长发育。

②环磷酰胺或苯丁酸氮芥：该类烷化药可诱导复发性肾病获得较长时间或完全缓解，并减少复发。但有明显副作用，如白细胞减少、脱发、胃肠道反应、出血性膀胱炎、性腺损害等。性腺毒性引起男性不育，人体抵抗力降低易诱发肿瘤等。如患者无水痘感染史，还易发生水痘。故在疗程及剂量上要慎重掌握。如必须重复使用，至少要间隔1年。环磷酰胺是临床常用药，一般在应用泼尼松（强的松）的基础上实施，该药适用于复发或经常复发和激素依赖型患者。剂量为2mg/（kg·d），口服8~12周，总量不超过0.2~0.25g/kg。对于激素依赖型患者，建议疗程延长至12周。苯丁酸氮芥对预防复发、延长缓解期也有肯定疗效。副作用有白细胞减少、性腺损害较大等，故应用以小剂量为好。剂量每天为0.15mg/kg，连用8周，总量不超过10mg/kg。应用本药8周后，一般获得比环磷酰胺更平稳的缓解期，甚至在一些环磷酰胺抵抗的患者中有效。氮芥对性腺抑制较轻，用法为隔天快速静脉滴注或缓慢静脉推注。首次用量1mg或2mg，以后每次递增1mg，直至最大用量0.1mg/kg，10~20次为一疗程，不良反应以胃肠道反应

较显著，有时发生注射部位静脉炎，故应选择较大静脉给药。

③环孢素：适用于激素依赖型和激素抵抗型患者，儿童剂量为6mg/（kg·d），成人为5mg/（kg·d）。用于频繁复发及激素依赖病例时，初始剂量也可按每天0.1~0.15g/m²（5~7mg/kg），然后调整剂量达血中谷浓度在100~200mg/L，6~12个月后每2个月减量25%，测定其最小有效量持续2年后逐渐停药；也可与小剂量激素同时或单独使用。使用中应特别注意其肾毒性，该药可致血肌酐及肾间质改变，也可导致肝功能损害、高血压、多毛症、齿龈增生、高钾低镁血症等不良反应。环孢素治疗可以减少复发，减小激素的总量。

④左旋咪唑：抗虫药左旋咪唑有免疫调节作用，曾用来治疗癌症等疾病。左旋咪唑单独或联合其他药物可治疗儿童的微小病变，能增加缓解率。左旋咪唑的耐受性较好，不良反应包括中性粒细胞减少、皮疹、肝损害。近年来该药在肾病治疗中的应用已少有报道。

（3）抗凝治疗：

抗凝药物可改善肾小球毛细血管内凝血，通过抗凝血酶和抗血小板凝集有抑制补体活性及血管舒缓素的作用，起到消肿、利尿的效果，还可通过改善微循环，使肾功能好转。除抗凝作用外，尚可达到溶解纤维蛋白的作用。具体用法用量为每天肝素100~200U/kg静脉滴注，4个月后改用华法林，1~2mg/d，口服6个月。用药期间注意监测凝血酶原，并要控制在正常值的2倍以内。小剂量肝素皮下注射也可达到良好效果。低分子肝素半衰期长，可皮下注射，使用方便，每天1次皮下用药。该药疗效好，且出血危险性低，为抗凝治疗开辟了新的途径。

（章晓燕）

如何治疗局灶节段性肾小球硬化患者并判断其预后情况？

局灶节段性肾小球硬化（focal segmental glomerulosclerosis，FSGS）是一类临床病理综合征的诊断用语，有多种病因、发病机制和损伤病理类型。FSGS主要临床特征是蛋白尿，主要病理特征是部分肾小球（局灶）及肾小球毛细血管袢的部分小叶（节段）发生硬化性病变，并有几种明显不同的类型，即经典型、脐部型、细胞型、顶部型和塌陷型。FSGS可为特发性，病因不清楚；也可继发于其他不同情况如HIV感染、吸食或注射海洛因、药物毒性及肥胖等。特发性FSGS所致肾病综合征在儿童、中年和老年中占不到10%，但在少年和青年中上升到20%，男性略多于女性且易出现慢性进展性肾功能损害，终至慢性肾功能衰竭。FSGS有种族差异，更多见于黑色人种，黑色人种的发病率是白色人种的2~4倍。

FSGS的治疗包括如下几个方面：

（1）对症治疗：所有特发性FSGS患者，不管其蛋白尿程度如何，治疗方案中均要给予血管紧张素转化酶抑制剂（ACEI）或血管紧张素受体拮抗剂（ARB），同时控制血压≤130/80mmHg。

（2）激素及免疫抑制剂治疗：成人首次治疗方案为泼尼松1mg/(kg·d)（最大80mg）治疗3~4个月，老年人（≥60岁）首次治疗可谨慎选用泼尼松1~2mg/kg（最大120mg）隔日治疗4~5个月。对激素治疗有反应的患者（缓解或尿蛋白减少50%以上），激素渐减量共3个月。首次治疗无反应的患者4周快速减量，能尽量缩短激素应用时间。复发或激素依赖的患者，细胞毒性药物能最有效地获得较长的缓解期，但疗程应限制在2~3个月以尽量降低其毒性。环孢素治疗同样有效，但长期使用有增加肾毒性的危险性。对目前所用大部分治疗方案均无反应的患者比较棘手，最终会进展至终末期肾病。FSGS成人肾病患者无论给予细胞毒性药物还是环孢素，完全缓解率均不理想，但环孢素的总体反应率优于细胞毒性药物。对环孢素治疗有反应的患者，其起效时间常发生在4~6个月内。环孢素停药后常复发，故治疗有反应者可延长疗程以保持缓解期，但需使用最小维持量以尽量降低其肾毒性，缓解12个月以上的患者可渐减量，一般不复发。

（3）并发症的治疗：主要针对激素及免疫抑制剂治疗的潜在不良反应如消化道损伤、感染等给予治疗。

总之，治疗需要根据每位患者的具体情况给予治疗，不能一概而论。

与预后相关的因素包括如下几个方面：

（1）治疗与否：接受治疗的患者预后较未治疗者好，肾病综合征能获得缓解的患者预后较好。

（2）蛋白尿：长期大量蛋白尿的患者长期预后不佳，尤其大于10g/d的大部分患者在3年内进展为终末期肾病（这种肾功能迅速下降亦被称为"恶性FSGS"）。

（3）发病时血肌酐值：发病时血肌酐水平升高者长期预后不佳。种族亦影响预后，黑色人种儿童预后比白色人种儿童差。

（4）病理中的慢性病变：间质纤维化（>20%）和小管萎缩者预后不佳。

（5）病理类型：一般来讲，脐部型FSGS患者长期预后较塌陷型好。塌陷型FSGS比经典型FSGS肾功能恶化快得多。由于绝大部分顶部型FSGS患者对激素治疗敏感，故长期预后比经典型稍好。细胞型FSGS比经典型预后差。

（方艺　刘春凤）

对膜性肾病的患者如何进行治疗和判断预后？

膜性肾病患者首先要排除继发性病因，如肿瘤、系统性红斑狼疮或乙型肝炎等。以下治疗方案主要针对特发性膜性肾病。该病临床过程多样，部分患者可以发生自发性缓解，因此选择治疗方案时应慎重。

尿蛋白<3.5g/d的患者一般预后良好，其10年肾脏存活率接近100%，因此对该部分患者以一般对症支持治疗为主，临床密切随访观察。一部分患者会进展为肾病综合征，或出现肾功能损害，此时需要给予特异性治疗。部分有肾病综合征的特发性膜性肾病患者若无其他高危因素，亦无明显临床症状，可以随访观察6个月并给予一般对症支持治疗，以确定是否出现自发缓解。若无缓解，或出现其他高危因素，应及时给予特异性治疗。持续大量蛋白尿不缓解或合并其他高危因素的患者，除了给予一般对症支持治疗外，还需要及时给予特异性治疗。

（1）对症治疗：包括处理水肿、高血压、高脂血症和高凝状态。低盐饮食（3~5g/d）、利尿剂、血管紧张素抑制剂和降脂药物的联合应用可使很多肾病综合征患者保持在基本无症状的状态。严重水肿时应卧床休息，低盐饮食。控制血压在130/80mmHg以下，首选血管紧张素转化酶抑制剂（ACEI）和（或）血管紧张素受体拮抗剂（ARB），老年肾血管病变和严重肾功能不全患者慎用。他汀类药物是治疗高脂血症的首选药物。卧床及严重肾病综合征（血清白蛋白低于25g/L，尿蛋白大于10g/d）和（或）抗凝血酶III水平低于正常值75%的患者应该给予适当的抗凝治疗。

（2）特异性治疗：膜性肾病特异性治疗最常用的药物是糖皮质激素和细胞毒性药物。

单用糖皮质激素治疗特发性膜性肾病一般效果不好，多数需联合其他药物使用。如糖皮质激素联合苯丁酸氮芥治疗共6个月（甲泼尼龙1g，静脉注射3天，后泼尼松0.5 mg/（kg·d），口服27天；苯丁酸氮芥0.2 mg/（kg·d），口服30天，每月交替，共6个月），或用环磷酰胺2~2.5 mg/（kg·d），口服替代苯丁酸氮芥治疗，能大大提高膜性肾病的缓解率（后种方案不良反应相对少）。目前糖皮质激素联合细胞毒类药物是治疗该病的首选方案，需要注意骨髓抑制、感染及性腺损害的不良反应，不宜长期使用，停药或减药后有一定的复发率。

若上述治疗方案效果不佳，或者有应用的禁忌证，或者疾病反复发作，那么可以选择环孢素A或他克莫司（FK-506）联合糖皮质激素应用，这一方案也有很高的缓解率，副作用相对较少，短期内对肾脏功能影响不明显，但停药或减药后复发率高。环孢素A起始治疗剂量不高于3.5mg/（kg·d），可使环孢霉素的肾毒性控制在最小。他克莫司（FK-506）使用剂量0.05~0.1mg/（kg·d）。在使用该类药物过程中应该注意监测肾功能，血肌酐增加30%以上时应该停药，只有在肾功能恢复至基线时才能再次使用。严重肾功能损害、严重高血压、严重间质纤维化和小管萎缩的患者慎用该类药物。

膜性肾病的治疗应该根据患者自身的情况，决定给予对症治疗、激素治疗或联合治疗，因人施治，切不可千篇一律。特发性膜性肾病病程较长，因此长期随访获得的预后指标比单时间点获得的预测作用强。肾功能持续下降、持续大量蛋白尿都是预后不佳的超强指标。有报道称*HLA-DR3-*

*DR5*和*B37*基因型预后不佳。抗磷脂酶A2受体抗体和抗血小板反应蛋白7A等自身免疫标志物阳性常见于特发性膜性肾病，在诊断特发性膜性肾病和观察疾病进展、疗效占有重要地位。儿童和女性预后较好。通过一系列研究总结出的与预后相关的时间依赖性指标按预测强度列于表8中。这些指标不一定适用于所有患者，但患者同时表现有几个不良预后指标时，应该考虑早期开始治疗，不必延长观察时间，以便尽力减少不可逆性的肾实质损害，减少心血管和血栓栓塞并发症。

表8　与预后相关的时间依赖性指标

超强指标
肾功能持续减退
持续严重蛋白尿>8g/d，持续时间≥6个月
合并新月体形成
强指标
持续蛋白尿4~8g/d，持续时间≥6个月
首次体检时存在非常严重蛋白尿（≥10g/d）
首次体检时肾功能受损
慢性小管间质改变
间质纤维化
小管萎缩
肾病综合征时的动脉粥样硬化或血栓并发症
中等强度指标
男性
年龄>50岁
控制不佳的高血压
局灶节段性肾小球硬化
第3阶段肾小球损伤
间质单核细胞浸润
透明样血管损伤

（方艺　刘春凤）

如何治疗原发性膜增生性肾小球肾炎，其预后如何判断？

本病尚无特效治疗，需针对单个患者进行个体化的治疗。有水钠潴留时每日摄钠不应超过2g，已有肾功能损害者应适量地控制蛋白质摄入。适当应用血管紧张素转化酶抑制剂（ACEI）和血管紧张素受体拮抗剂（ARB）可减轻蛋白尿，延缓肾功能减退。在儿童患者中，隔日长疗程糖皮质激素治疗有一定的效果，而在成人长程激素治疗效果尚需进一步验证。免疫抑制剂治疗中有小样本研究显示，吗替麦考酚酯（MMF）可以减少MPGN患者的蛋白尿，而环孢素和环磷酰胺的疗效不佳。在小样本研究中使用糖皮质激素治疗要严密观察，避免和减少激素不良反应的出现。抗凝抗血小板治疗亦有一定疗效，常用的抗血小板药物是双嘧达莫和阿司匹林，华法林容易导致出血，需慎用。抗凝治疗常选用尿激酶、低分子肝素，有时也起到改善肾小球滤过功能的作用。

该病预后差，长期随访中自然缓解率<5%，5年平均存活率65%~85%，10年50%~55%，15年30%~40%，预后与下列因素有关：①年龄：儿童较成人发展慢。②临床表现：病初有肾功能不全，早期有高血压、肉眼血尿、持续性肾病综合征者预后差。③类型：Ⅲ型较Ⅰ型佳，Ⅱ型最差，Ⅱ型肾移植中，1~3年内几乎全部复发。④病理中若新月体形成>30%，患者多在4年内死亡。处于膜增生炎症和增生硬化期的患者，肾功能损害均发生早且重。本病虽然疗效欠佳，但根据其临床表现及病理学改变早期采用联合治疗，可一定程度地改善或稳定肾功能，提高生存率。

（刘红）

IgA肾病的治疗方法有哪些进展？

IgA肾病无论是在临床表现上还是在肾组织病理改变上差异都很大。临床上从最轻的无症状尿异常至急进性肾小球肾炎都可发生，病理上从轻微病变至系膜增生、新月体肾炎甚至终末期的硬化性肾炎均可看到。因此治疗上不能千篇一律，必须根据临床表现和病理改变进行个体化的治疗。

首先要避免感染。由于IgA肾病与黏膜感染，特别是上呼吸道的黏膜感染密切相关，因此要尽量避免黏膜感染。若患者反复肉眼血尿与扁桃体感染，则建议进行扁桃体切除术。

其次，对于临床上表现为单纯的镜下血尿，没有蛋白尿或极少量蛋白尿（<0.5g/d），肾活检病理改变为轻微病变或轻度系膜增生的患者，可密切观察，同时注意避免劳累及各种感染。24小时尿蛋白定量在0.5~1.0g的患者可以加用ACEI或ARB控制蛋白尿，ACEI和ARB可逐渐增加到患者能耐受的最大剂量。而对于经ACEI或ARB治疗6个月以上，24小时尿蛋白大于1g，缓慢进展性的IgA肾病患者，则需要应用糖皮质激素，并根据临床及病理改变的轻重，选择是否加用免疫抑制剂。有大量蛋白尿的患者，病理改变有中重度系膜增生或有局灶性硬化等患者，需要糖皮质激素联合免疫抑制剂治疗。表现为快速进展性肾炎，病理提示有较多新月体形成的患者，则需要应用大剂量的糖皮质激素冲击治疗同时合并应用免疫抑制剂。IgA肾病治疗中比较经典的免疫抑制剂是环磷酰胺和硫唑嘌呤，新一代的免疫抑制剂如来氟米特等的应用也日渐广泛，但其疗效尚需进一步循证医学的评估。应用糖皮质激素及免疫抑制剂治疗的患者都必须密切随访，在关注疗效的同时，要尽可能地避免药物所产生的不良反应，尤其要避免重度感染的发生。

最后，对于所有患者均应严格控制血压，尿蛋白大于1.0g/d的患者，血压应控制在125/75mmHg以下。降压药物首选ACEI和ARB，它们不仅可以降低全身血压，还可以降低肾小球内的灌注压力，对肾脏具有保护作用。但是对于肾功能中重度受损的患者，ACEI和ARB的应用要谨慎，必须在医生的指导下应用。

（刘红）

如何治疗急性间质性肾炎，其预后如何？

治疗的根本是早期诊断，而控制病因性疾病、消除诱因是治疗的关键。

（1）治疗病因性疾病、消除诱发因素：包括停用引起急性间质性肾炎的药物、加强对产生代谢性毒物的原发性疾病的治疗、合理应用抗生素、有效控制引起急性间质性肾炎的免疫性疾病。

（2）支持、对症治疗：休息、充足的热量摄入、合理蛋白质摄入、纠正水、电解质及酸碱平衡紊乱，有效控制高血压、纠正贫血等。

（3）免疫抑制剂：对于肾活检病理检查可见肾间质明显的炎症细胞浸润而纤维化不明显者，可用糖皮质激素治疗，急性肾功能受损的可先用甲泼尼龙冲击治疗3天，总疗程不宜过长，建议2~3个月。

（4）血液净化治疗：对于急性肾衰竭患者，有透析指征应实施血液净化治疗。

具体地讲，对于细菌感染的急性间质性肾炎患者，需要早期用抗生素积极治疗、控制感染。少数重症呈少尿或无尿型急性肾衰竭表现的，按急性肾衰竭处理。大部分急性化脓性间质性肾炎使用抗生素治疗有效。感染控制后，大多数患者肾功能完全恢复，少数重症者死于全身感染败血症或急性肾衰竭，部分发展为慢性肾功能不全，需要透析或肾移植。

对于药物引起的急性间质性肾炎患者，首先去除病因，停用相关药物；同样急性肾衰竭患者要积极给予支持治疗包括透析，也可用糖皮质激素治疗，必要时加用环磷酰胺，但时间不宜过长，避免产生并发症。多数急性过敏性间质性肾炎预后良好，病变是可逆的。停用致病药物后，临床症状可自行缓解，而肾功能完全恢复可能需要数月。也有部分患者遗留肾功能不全，进展为终末期肾衰竭。

（徐夏莲）

如何预防和治疗尿酸性肾病？

预防和治疗尿酸性肾病的关键是控制血尿酸水平。纠正高尿酸血症可分为生活方式改变和药物治疗两方面。

（1）改变生活方式：

①饮食控制：

a. 减少酒精类饮料：如果长期每天饮用355ml以上的啤酒，发生痛风的风险增加49%。短时间内大量摄入酒精类饮料会造成暂时的血液乳酸化，进而降低尿酸的排泄而导致高尿酸血症和痛风。慢性酗酒则会刺激嘌呤的生成，并可抑制降尿酸药物别嘌呤醇的作用。所以酒精类饮料导致痛风发作的原因是增加尿酸形成和降低其排泄。

b. 减少肉类和海鲜类饮食：进食红肉类（牛肉、猪肉、羊肉）、内脏（肝、肾脏等）等高嘌呤食品后2~4小时，会出现血尿酸水平的短暂升高。海鲜类（虾类、扇贝类、鲔鱼、蛤）的摄取增加也会增加痛风的发生。

c. 增加水果和蔬菜摄取：摄取约0.68kg的樱桃或相等量的樱桃汁有预防痛风发生的功用，另外黑樱桃、甜黄樱桃、红酸樱桃等也有类似的效果。富含有维生素C和高纤的蔬果类也有同样作用。豆腐在形成过程中已流失大多数的嘌呤，故食用豆腐并不会显著升高血尿酸。并且摄取富含高嘌呤的蔬菜类（豌豆、豆类、芦笋、香菇），也和痛风发生并无显著性联系。

d. 减少水分流失：水分流失可以诱发痛风的发作，且在适当和适量地补充水分后3~4天，血尿酸值才可恢复到正常值，所以在饮食方面就必须减少有利尿效果的食物。生活中有利尿效果的食物包括咖啡、可乐等。

e. 痛风急性发作时尽量避免过度摄取果糖和蔗糖。

②减轻体重：肥胖不但增加嘌呤的形成，亦会降低其代谢，故更容易导致痛风发生。每平均减重7.7kg，可降低血尿酸值约1.67 mg/dl。

③适当运动：过度运动和厌氧运动应该避免，因为可能增加血尿酸水平。建议做有氧运动，频率和时间为每周至少150分钟，如一周运动5天，每次30分钟。

（2）药物治疗：

①促进尿酸排泄的药物：此类药物主要通过增加尿酸排泄而降低血尿酸水平，代表药物为苯溴马隆，适用于尿酸排泄不良型患者。用药过程中注意多饮水，保持每日尿量在2000ml以上。对于已有尿酸性结石形成者，

有可能造成尿路梗阻或促进尿酸性结石的形成，属于相对禁忌证。

②抑制尿酸合成的药物：此类药物主要通过抑制尿酸合成使尿酸生成减少，与促进尿酸排泄药物合用可使血尿酸迅速下降，代表药物为别嘌醇、非布司他。别嘌醇的常见不良反应为过敏，轻度过敏（如皮疹）可以采用脱敏治疗，重度过敏者（如迟发性血管炎，剥脱性皮炎）常因有致死可能而禁用。肾功能减退会增加重度过敏的风险，应用时应注意监测。已知 *HLA-B*5801* 基因阳性患者服用别嘌醇易发生严重过敏反应，而亚裔人群 *HLA-B*5801* 基因阳性率比白人高，因此亚裔人群用药前应常规检测 *HLA-B*5801* 基因。非布司他的常见不良反应包括肝功能异常、胃肠道反应、皮疹和心血管系统的不适症状，但其不良反应的发生率较低，并可用于轻、中度肝或肾功能不全者。

③促进尿酸分解的药物：该类药物可使尿酸氧化为水溶性更高的尿囊素并通过肾脏排泄，从而降低血尿酸水平。代表药物为拉布立酶、聚乙二醇尿酸酶（培格洛酶），用法为静脉应用，主要用于肿瘤溶解综合征所致的高尿酸血症，尤其是化疗所致的高尿酸血症。不良反应有过敏、溶血、高铁血红蛋白血症等。

（刘中华）

如何治疗乙肝相关性肾炎？

根据其发病机制，激素与免疫抑制剂应该是治疗乙肝相关性肾炎的主要药物，但应用激素或免疫抑制剂又有可能会促进HBV复制，引起肝炎活动或加重病情；如果不治疗，肾小球疾病又不能得到有效控制。目前临床常用的治疗方法是在血清HBV复制指标（HBV-DNA、HBV-DNA多聚酶）阴性时同时应用抗乙肝病毒药物和激素，利用抗乙肝病毒药物防止病毒活动，为激素的应用"保驾护航"。常用的抗乙肝病毒药物有拉米夫定、恩替卡维、阿德福韦酯等。如果血清HBV复制指标阳性，应先用拉米夫定、恩替卡维等抗乙肝病毒药物治疗，待乙肝病毒复制指标转阴后再应用激素治疗。当然应用了抗乙肝病毒药物也并不是万无一失的，在治疗过程中，还应检测肝功能和乙肝病毒复制情况，一旦发现异常应立即调整激素用量，必要时停用以防重症肝炎发生。另外还可使用ACEI、ARB类药物和抗凝治疗等增加疗效。

（袁敏）

如何治疗过敏性紫癜性肾炎？

过敏性紫癜性肾炎的治疗依据病情轻重来决定方案。一般治疗包括休息、临床对症处理水肿和高血压、积极寻找过敏源避免再次接触等，而更常见的治疗包括使用激素和免疫抑制剂。通常轻型的紫癜性肾炎单独使用激素［0.6~1.0mg/（kg·d）］4周后可逐渐减量，每2周减量5mg至隔天顿服10mg，一般蛋白尿持续转阴便可停服激素，激素使用时间相对比较短。重型紫癜性肾炎的治疗，往往先需要大剂量的激素冲击，然后口服足量的激素诱导，有时还需要联合免疫抑制剂如环磷酰胺（CTX）等治疗，激素使用时间比较长。对于特别严重的紫癜性肾炎，如肾脏病理表现为大量细胞性新月体、肾功能急剧恶化的病例，还需要血浆置换和血液透析治疗。

（朱加明）

如何预防和治疗糖尿病肾病？

糖尿病肾病防治的关键在于早期发现、早期诊断和早期治疗。1型糖尿病确诊5年后就应该接受肾病专科医生的检查和指导，2型糖尿病一旦诊断，就应该同时到肾病专科就诊，接受肾病专科医生的检查和治疗。治疗原则包括如下几个方面。

（1）饮食控制和生活方式改变：根据工作的性质决定每日的热量摄入，一般脂肪占热量的20%~25%，蛋白质占15%~20%，碳水化合物占

55%~65%。如果出现肾功能不全，则蛋白的摄入量应该减少至0.6~0.8g/kg，严重肾功能不全时还应更低，此时需要加用复方α-酮酸以维持正氮平衡。平时要注意低盐饮食，戒烟戒酒，适当运动，肥胖者需减肥。

（2）控制血糖：糖尿病肾病患者必须控制糖化血红蛋白HbA1c水平<7%。

（3）控制血压：血压控制目标为小于130/80mmHg。降压药物首选ACEI或ARB类，必要时可联合其他降压药如利尿剂、钙离子拮抗剂和α受体阻滞剂。在严重肾功能不全时使用ACEI或ARB要注意监测血肌酐和血钾的变化，还需排除肾动脉狭窄。

（4）调节血脂：低密度脂蛋白胆固醇（LDL-C）水平应小于2.6mmol/L（100mg/dl），降脂的治疗目标应该为LDL-C<1.8mmol/L（70mg/dl）。肾功能不全时，需选择合适的降脂药物和剂量，对于以LDL-C和非高密度脂蛋白胆固醇（nonHDL-C）升高为主的肾功能不全患者，应该首选他汀类调脂药物，若单用效果不佳或有使用禁忌，可考虑胆酸螯合剂或烟酸。对于以甘油三酯（TG）升高为主的肾功能不全患者，如果TG>500mg/ml，可以选用贝特类的降脂药物，贝特类药物首选吉非贝齐。

（5）抗凝治疗：糖尿病肾病患者血液处于高凝状态，易导致心血管系统并发症，因此需要及早抗凝治疗。常用的口服抗凝剂包括华法林和阿司匹林，口服华法林必须监测凝血酶原时间。静脉使用的抗凝措施包括肝素或低分子肝素、尿激酶等。另外一些中成药也可选择应用。

（6）降低尿蛋白：始终是糖尿病肾病治疗的一个主要目标。降低尿蛋白需依赖综合治疗，包括以上所有的治疗方案，特别是ACEI（或ARB）的应用尤其重要。

（朱加明）

如何预防和治疗狼疮肾炎？

狼疮肾炎的发病原因尚不明确，因此无法预防。但是，已诊断为系统性红斑狼疮的患者，采取一些措施可以预防病情发作或加重，包括减少狼疮肾炎活动的机会。预防措施包括：尽可能减少紫外线照射（如：日晒），避免应用某些药物（如青霉胺、磺胺类等）或者避免食用某些光敏食物（如芹菜、柠檬、马兰头、黄泥螺等），避免情绪激动或压抑，女性患者避免在病情没完全控制的时期怀孕、分娩等。

狼疮肾炎的治疗必须根据肾穿刺活检的病理分型以及患者的具体情况实行个体化治疗。病情较轻的一般采取对症处理，必要时也可应用小剂量糖皮质激素或免疫抑制剂。病情较重的，常需要足剂量糖皮质激素联合免疫抑制剂治疗。

糖皮质激素目前常用的有泼尼松、泼尼松龙和甲泼尼龙。后者既有口服制剂，也有静脉制剂。免疫抑制剂目前常用的有环磷酰胺、吗替麦考酚酯和环孢素、他克莫司等。新型单克隆抗体生物制剂已经用于难治性狼疮肾炎的治疗。

狼疮肾炎的治疗一般分为诱导期和维持期。诱导期药物剂量较大，可联合用药。待病情相对稳定后进入维持期，使用最小维持剂量使病情稳定。

对于危重的狼疮肾炎，有时候还需要肾脏替代治疗、血浆置换、免疫吸附等特殊治疗。

（傅辰生）

如何治疗ANCA相关性肾炎？

ANCA相关性肾炎治疗的早晚对预后影响极大，根据病变程度及时期的不同，可分为诱导期和维持期治疗，前者主要用于治疗初期且病情较重的患者；后者则是病情稳定后的巩固治疗，适用于诱导期治疗后病情稳定或病情较轻的病例。

（1）糖皮质激素与细胞毒药物治疗：糖皮质激素与细胞毒药物联合应用是本病的基础治疗，也被称为标准治疗。激素常首选泼尼松或泼尼松龙口服，用药起始剂量要足 [1mg/ (kg·d)，早晨顿服或分次服用]。一般建议足量激素应用4周，重症或较严重肾脏受损时可适当延长至6周，当病情控制后，激素较迅速减量至1mg/kg隔日服用，维持1~2个月；病情如无变化，其后每周减量2.5~5.0mg，减至10mg/d或20mg隔日顿服，维持3~6个月。也有人主张20mg隔日服用或10mg/d，维持于整个疗程。糖皮质激素作为基础药物或与细胞毒药物合用，治疗时间总计1.5~2年。

对肾功能急剧恶化和有明显肾外损害的重症患者，应给予甲泼尼龙（MP）冲击治疗，每日静脉滴注1g或7~15mg/kg共3天，间隔3~7天后重复，可用3个疗程。

细胞毒药物常首选环磷酰胺（CTX），以往采用口服，常规剂量为2mg/（kg·d），直至累积量达6~8g后停药，但口服环磷酰胺的胃肠道不良反应大，不少患者还并发膀胱出血、粒细胞缺乏。环磷酰胺的不良反应与累计剂量相关，冲击疗法可以增加缓解率，减少毒性反应，而复发率则与非冲击疗法相似。故多推荐静脉用药，不仅总累计剂量小，不良反应少，而且患者易于耐受。在应用环磷酰胺之前，需保持血白细胞计数>3000/mm^3，白细胞计数可能随着泼尼松的减量而明显下降，届时需相应地减少环磷酰胺的剂量。环磷酰胺冲击可以与甲泼尼龙同步，也可以在此之后1~2个月，主要视患者体内的免疫状态而定。环磷酰胺冲击剂量建议为0.5g/m^2，1个月1次，连续6次冲击后，改为3个月冲击1次。具体疗程多长，目前尚无一致意见，有人认为持续治疗6个月，病情稳定后即可停用，若病变仍活动，则治疗1年。当患者应用环磷酰胺治疗3个月进入缓解期后，用硫唑嘌呤［2mg/（kg·d）］维持治疗也是有效和可取的，其缓解率和复发率与用环磷酰胺作为维持治疗相似。

（2）需透析患者的治疗：约有20%的ANCA相关性肾炎患者在确立诊断后需要透析治疗，但有50%的患者在治疗8~12周后可脱离透析。目前还无法预测哪些患者在初始治疗后肾功能可恢复而暂停透析（这些患者停止透析的时间可从数周到3~4年）。这些患者前3个月的免疫抑制治疗强度主要视风险和利益的比率（risk-benefit ratio）而定。一般建议，对于透析依赖的患者应予甲泼尼龙冲击治疗，然后口服泼尼松至少8~12周，如肾功能有改善，则加用环磷酰胺。但环磷酰胺对于透析患者会引起更严重的骨髓和免疫抑制，需十分小心。当然如出现危及生命的疾病（如肺出血），环磷酰胺是必须要使用的。另外，血浆置换可增加肾功能恢复的机会。

（3）肾移植：肾移植后复发ANCA相关性肾炎的报道不少，复发时间可从移植后5天到超过4年，而更早期的复发与原疾病活动性无关。有报道复发率约为20%，韦格纳肉芽肿（WG）比显微镜下多血管炎（MPA）和原发性坏死性新月体肾炎易复发，复发率与移植前ANCA的滴度及是否接受环孢素治疗并不相关。因此，如病情确属缓解期，可能并无必要等待ANCA转阴才进行肾移植。但是，如患者尚有活动性疾病，或ANCA滴度从阴性到明显上升，延迟肾移植还是非常必要的。

复发可并不局限于移植肾本身，还可发生于上下呼吸道或其他器官。大多数报道认为，复发患者对环磷酰胺和静脉冲击甲泼尼龙的治疗反应仍较好。

（4）其他治疗

①血浆置换：对于已出现大咯血、急性肾衰竭或脑血管炎的危重病例尚可行血浆置换，每次置换血浆3~4L，每日一次，连续7日，其后可隔日或数日一次，至肺出血或其他明显活动指标（如高滴度ANCA等）得到控制。血浆置换液可用白蛋白或新鲜血浆，前者不含补体、纤维蛋白原等，有利于病变的恢复。但较长时间应用白蛋白作为血浆置换液可因凝血因子丢失而导致出血，故宜根据病情需要选择，必要时可用上述两种不同的血浆置换液交替作用。在进行血浆置换疗法同时，必须同时给予环磷酰胺2~3 mg/（kg·d）及泼尼松或泼尼松龙1mg/（kg·d）免疫抑制治疗，以防止机体在丢失大量免疫球蛋白后大量合成而造成反跳。

②静脉注射免疫球蛋白（IVIG）：静脉注射免疫球蛋白疗法［0.4g/（kg·d），5天一个疗程］单独治疗难治性ANCA相关性血管炎，对部分患者有一定疗效。主要治疗机制可能与混合健康人γ球蛋白含有抗MPO和PR3-ANCA独特型抗体，封闭和抑制ANCA的结合力相关。其他可能的机制还包括抑制T淋巴细胞的功能、干扰细胞因子反应和阻断Fc受体等。免疫球蛋白疗法尚

需积累更多的病例和经验。在感染等原因无法使用糖皮质激素和细胞毒药物时，可试用此疗法。

③甲氨蝶呤（MTX）：甲氨蝶呤可以作为硫唑嘌呤的替代品，通过抑制酵素、二氢叶酸还原酶（嘌呤与嘧啶合成必须）达到免疫抑制作用。甲氨蝶呤可以起到诱导及缓解治疗韦格纳肉芽肿而不危及重要脏器的作用，但它作为治疗肾血管炎的用药还备受争议。当血肌酐>2mg/dl（177μmol/L）或CCr<60ml/min时，需慎用MTX，因更易发生肝及骨髓毒性的不良反应。

④吗替麦考酚酯（mycophenolate mofetil，MMF）：吗替麦考酚酯在器官移植中的地位已经充分肯定，特别是吗替麦考酚酯能够逆转常规免疫抑制剂治疗无效的血管性排斥，预防和治疗慢性排斥反应的发生。吗替麦考酚酯具有独特的药理作用，不良反应小，因而现已将其应用扩展到其他免疫介导的疾病，如系统性红斑狼疮、系统性血管炎等。吗替麦考酚酯可同时抑制T淋巴细胞和B淋巴细胞产生抗体，显著降低黏附分子的合成，减轻炎症部位白细胞的聚集。吗替麦考酚酯目前主要用于ANCA相关性血管炎的维持治疗或复发患者，或用于对激素＋环磷酰胺联合应用不敏感的患者，但不首选用于危重血管炎疾病的诱导治疗。

⑤抗感染治疗：感染（包括细菌、病毒等）可能是ANCA相关性血管炎发病和（或）复发的诱因，尤其是韦格纳肉芽肿（WG）。近年来有研究认为鼻部携带金黄色葡萄球菌是韦格纳肉芽肿复发的重要原因，应用复方新诺明可明显减少复发。故部分学者认为复方新诺明可作为韦格纳肉芽肿（特别是限于上呼吸道、肺部的局限性WG）维持治疗和减少复发的措施之一，但一般不推荐作为有较严重肾脏疾病ANCA相关性血管炎的初期（诱导）治疗方法。应用剂量为磺胺甲唑（新诺明）800mg和甲氧苄啶60mg，每日2次共24个月。

⑥特异性免疫吸附：应用特异性ANCA靶抗原（如重组的MPO）结合到树脂上，用于吸附患者血清中相应ANCA，此种疗法已有少数病例的试验治疗报道。在完成人工重组多种ANCA特异性靶抗原基础上，特异性免疫吸附法是一种值得探索的治疗途径之一。

⑦新型治疗

a.单克隆抗体：联合应用抗 CD_4 和抗 CD_{52} 人源化的单克隆抗体治疗部分难治性 WG，其症状得到缓解，这一疗法迅速起效，并有利于糖皮质激素和细胞毒药物的减量，感染等不良反应甚少。主要治疗机制与消除循环的淋巴细胞、调整机体免疫平衡相关。这一治疗方法为今后尝试治疗系统性血管炎甚至其他自身免疫性疾病，提供了一种新的特异性途径。

b.肿瘤坏死因子（TNF）阻断剂与白介素–1（IL–1）受体拮抗剂：中性粒细胞可以被一系列促炎症因子刺激处于半激活状态，这些因子包括 IL–1、TNF–α、TGF 等，此时如加入含 ANCA 的 IgG，可以导致中性粒细胞发生脱颗粒，产生大量具有致病活性的氧自由基，并释放中性粒细胞颗粒中的各种蛋白酶。因此，TNF 阻断剂和 IL–1 受体拮抗剂的应用具有一定的理论基础，但确切疗效还需积累更多的经验。目前，TNF 阻断剂用于治疗 WG 已进入 II 期临床试验，据报道此种疗法可降低疾病活动性，但复发率较高（75%）。

（吉俊）

如何治疗抗肾小球基底膜肾炎？

鉴于该疾病病理生理过程中抗肾小球基底膜（GBM）抗体的作用及疾病的进展特征，早期积极血浆置换及免疫抑制剂应用是重要的治疗原则与改善预后的关键。同时应告诫患者戒烟，避免接触各种挥发性有机溶剂，减少呼吸道感染的发生。

（1）血浆置换：血浆置换的通常疗程为 8~10 次，每次 2000ml，治疗过程中应动态监测血清抗 GBM 滴度，并防止发生感染、出血等并发症。ANCA（+）的患者在血浆置换过程中不可完全用白蛋白作为血浆置换液，而应采用新鲜血浆，这样可同时改善血管炎损伤。值得注意的是在血浆置换治疗的同时可采用类固醇激素和免疫抑制剂治疗，特别是环磷酰胺治疗。

（2）类固醇激素治疗：类固醇激素对早期抗 GBM 肾炎患者具有迅速控制急性炎性改变、改变 T 淋巴细胞功能状态的作用，对改善长期预后也有重要意义。合并肺出血的早期病例在大剂量类固醇激素治疗后，短期内肺出血即能得到抑制。但对于中晚期肾衰患者，必须结合肾活检判断治疗的时机和剂量。对于明显慢性化改变，包括肾小球硬化、纤维素样新月体比例较多及间质纤维化，应慎重权衡大剂量类固醇激素治疗的利弊。临床用法是甲泼尼松龙 0.5~1g/d，连续3天静脉滴注，继以泼尼松 1.5~2mg/（kg·d）治疗 6~8 周，之后逐渐减量。对于重症病例可在1周后再追加 0.5~1g 甲泼尼松龙。重复肾活检表明经冲击治疗（包括血浆置换和其他免疫抑制剂治疗）1~2个月后即可以观察到明显组织学改善。肾活检中急性病变严重的病例，可在上述冲击治疗后 1~2 个月后重复治疗。

（3）免疫抑制治疗：从免疫发病机制上来说，在类固醇激素及血浆置换治疗的同时，应采用细胞免疫抑制剂治疗以减少抗体的产生，抑制活化T淋巴细胞和巨噬细胞产生炎性因子及细胞因子。这类药物在临床上主要是环磷酰胺或甲氨蝶呤或（和）环孢素。环磷酰胺可采用口服或大剂量静脉冲击给药，国外有人对于 CCr>10ml/min 的患者采用口服给药，从 2mg/kg 开始，以后逐步改为 1.5mg/kg、1.0mg/kg、0.5mg/kg，每种剂量治疗3个月，在这种治疗方案下应注意血常规的改变，在白细胞$<3.5 \times 10^9$/L 或血小板$<100 \times 10^9$/L 时应减药或停药。也可以采用每4周1次的静脉冲击治疗，按 0.75g/m^2（体表面积）计算。环孢素治疗仅处于初步尝试阶段，疗效不肯定。

（4）替代治疗及肾移植：抗GBM肾炎患者肾功能衰竭的替代治疗既可选择血液透析也可选择腹膜透析。不伴明显肺部损伤的患者在急性期可选择腹膜透析治疗，但是在已有严重肺部损害的情形下仍应选择血液透析治疗。由于体内抗基膜抗体持续存在，加之部分患者肾移植术后移植肾出现抗GBM沉积甚至新月体形成，所以部分医师在肾移植治疗上持较保守态度。不过最新资料表明，抗GBM肾炎患者在肾移植后出现移植肾抗GBM损害的机会不大，新月体肾炎的发生率小于30%或更低，加上抗排异药物的使用，这种机会就更少了。同卵双胞胎间的肾移植者也应接受免疫抑制治疗。目前多数人仍主张在病情控制稳定（血清抗GBM转阴）后，或者至少经正规治疗1年后方可接受肾移植术。

（吉俊）

如何治疗感染性心内膜炎肾损害？

感染性心内膜炎肾损害治疗首先是感染性心内膜炎的治疗，主要包括抗生素治疗和手术治疗。抗生素治疗主要是针对青霉素敏感的草绿色链球菌使用的青霉素，针对肠球菌使用的氨基糖苷类，第一代头孢菌素等。但在抗生素的使用中，值得注意的是青霉素、万古霉素、氨基糖苷类都具有一定的肾脏毒性，要谨慎使用。外科手术主要是清除药物难以治愈的感染灶，并能够恢复瓣膜的机械功能。但由于感染性心内膜炎在活动期急诊手术的死亡率、术后并发症和复发率均较稳定期手术明显增高，因此，通常在敏感抗生素积极治疗4~6周，体温、血常规检查正常，心力衰竭得以控制后再施行手术。目前公认治疗感染性心内膜炎有效的抗生素可引起轻度肾损害。对于感染性心内膜炎所致严重的弥漫性肾炎，尤其是新月体肾炎（一种很严重的肾脏疾病，肾脏的病变可以呈现急进行的恶化），需要糖皮质激素及细胞毒药物治疗，然而对于糖皮质激素或者细胞毒药物的使用尚无统一的意见。有报道指出单独应用抗生素可以使感染性心内膜炎所致的急进性肾炎完全恢复，但也有报道指出单独使用抗生素的感染性心内膜炎患者最终进入尿毒症或者死亡。国内有学者报道了在感染明显控制的情况下，酌情给予糖皮质激素（包括大剂量的激素冲击）和细胞毒药物免疫抑制治疗，部分感染性心内膜炎所致急进性肾小球肾炎患者的肾功能得以完全恢复。总的来说，关于使用糖皮质激素和细胞毒药物治疗感染性心内膜炎所致急进性肾炎的疗效尚不确切。也有学者认为外科手术或者血浆置换可以治疗感染性心内膜炎所致急进性肾炎。对于进入急性肾衰竭期的患者，及时行血液透析治疗有利于改善患者的全身状况，也有助于使得患者安然度过抗生素的治疗期。

（龚劭敏）

如何治疗混合性结缔组织病肾损害？

混合性结缔组织病是一种具有系统性红斑狼疮、硬皮病和多发性肌炎等疾病的特征，同时血清抗核抗体和抗核糖核蛋白抗体阳性的一组综合征，呈慢性进行性加重。治疗以系统性红斑狼疮、多发性肌炎和/或皮肌炎、类风湿关节炎和系统性硬化症的治疗原则为基础，对患者病情行进一步评估，对累及不同系统、不同脏器的损伤进行个体化的综合治疗。

对反复发作雷诺现象的患者，需注意躯体和四肢的局部保暖，吸烟者需戒烟。可适当使用扩张血管和改善微循环药物。对有破溃、感染的患者及时抗炎、止痛和清创，慎用缩血管药物。患者应放松心情，适当活动，有皮疹者应避免日光照射。

对混合性结缔组织病肾损伤患者根据病情不同、肾活检病理结果不同，选择不同治疗方案。

（於佳炜）

如何治疗原发性干燥综合征肾损害？

干燥综合征的肾损害治疗需根据肾脏病变类型及受累程度制定，主要以对症及支持治疗为主。间质性肾炎时，需要激素治疗，肾小管酸中毒通常不需特殊治疗，仅需补充枸橼酸钾、枸橼酸钠以纠正酸中毒和低钾血症，当发生广泛间质性肾炎伴肾功能显著受损时，可予以激素加用免疫抑制剂联合治疗。当存在肾小球病变，如尿常规中可见大量蛋白尿，伴有血压升高、水肿等表现时，首先积极寻找有无相关继发因素，区分干燥综合征是原发性病变还是其他结缔组织病如系统性红斑狼疮等所致，同时行肾穿刺明确病理类型，指导进一步用药。一般当存在进展性的肾功能恶化或病理提示有严重的肾小球炎症，如大量新月体时，可应用激素合并免疫抑制剂治疗。

（於佳炜）

如何治疗类风湿关节炎肾损害？

类风湿关节炎（RA）患者可发生多种肾损害，既可以与类风湿关节炎本身相关，也可因治疗药物的副作用所致。类风湿关节炎伴发的肾小球损害包括系膜增生性肾小球肾炎、膜性肾病、继发性淀粉样变和小血管炎等，以系膜增生性肾小球肾炎最为常见。以上这些都是肾脏病理诊断，是肾脏疾病治疗的重要指导，因此推荐使用肾穿刺明确病理后再进行相关治疗。若是继发于药物治疗的病变，必须要先停药，根据病情进展情况和肾活检病理结果判断是否使用糖皮质激素。如已出现肾淀粉样变，可以使用二甲亚砜或是苯丁酸氮芥治疗，但疗效有限。另外，现在有人使用可溶性基因重组肿瘤坏死因子治疗类风湿关节炎，能迅速缓解关节症状，对肾损害有益。对慢性肾功能不全以及其他严重肾损害，如已不可逆转，双侧肾脏明显缩小、功能严重减退则应进行透析治疗。

RA可归入中医"痹证""历节病""痹"等范畴，是由于风、寒、湿、热、痰、瘀等邪气滞留机体筋脉、关节所致。中医无RA肾损害直接对应的病证，但RA肾损害可以根据具体情况辨证治疗。如对慢性间质性肾炎，出现多尿、夜尿及慢性肾功能不全患者，可以补肾为主，选用六味地黄丸、金匮肾气丸等，再加用活血化痰中药。

（徐夏莲）

如何治疗肾淀粉样变性？

原发性淀粉样变的治疗主要包括化疗、对症治疗、支持治疗、替代治疗和手术治疗。对继发性淀粉样变主要强调病因治疗。

（1）化疗：目前推荐使用的化疗药物主要是泼尼松（强的松）、美法仑、秋水仙碱、甲氨蝶呤（MTX）、苯丁酸氮芥（瘤可宁）等。但是根据国内外报道，化疗效果一般较差。对特殊类型患者使用大剂量美法仑和自体干细胞移植有较好效果。目前有学者认为，AL型淀粉样变患者使用大剂量美法仑和自体干细胞移植应具备以下3个条件：①只有1~2个脏器受累。②无心脏受累。③内生肌酐清除率 ≥51ml/min。美法仑用量为200mg/m^2（年龄 ≤60岁）、140mg/m^2（年龄61~70岁）、100mg/m^2（年龄 ≥71岁）。长期使用美法仑可诱发白血病和脊髓发育不良的严重并发症，应注意监测。另外，以万珂、沙利度胺为代表的新药，研究显示对部分患者有良好的疗效。

（2）对症支持治疗

①肾病综合征和肾衰竭：是临床最常见的损害，常给予利尿剂，对肾病综合征者可予补充白蛋白。部分患者可给予中、小剂量糖皮质激素，但疗效欠佳。早、中期肾衰患者应给予饮食治疗或减轻氮质血症药物。对严重肾衰患者应予以透析。

②慢性心功能不全：给予综合治疗。包括降压、纠正贫血、控制容量、强心剂治疗。

③肾上腺功能低下：给予盐皮质激素治疗。

④针对患者出现水、电解质紊乱采取相应措施。

（3）替代治疗：对尿毒症患者需行血液透析、腹膜透析或肾移植等替代治疗，可显著延长患者生存期。

（4）干细胞移植：是研究活跃的领域，被认为很可能成为原发性淀粉样变的有效治疗手段。

（薛宁）

如何治疗多囊肾？

多囊肾（PKD）是近年来国际肾脏病领域研究的热点，目前尚无可以阻止疾病进展的有效治疗手段，以对症治疗为主。

（1）一般治疗：低盐、优质低蛋白饮食，生活规律，保持乐观情绪。

（2）手术治疗：囊肿去顶减压术可减轻对肾实质的压迫，保护剩余肾单位免遭挤压而缺血，但是对慢性肾脏病中晚期患者，无论是否合并高血压，均无明显获益；血尿时应减少活动，卧床休息，已经透析或即将透析者，若反复出现严重血尿可考虑经导管肾动脉栓塞；PKD进入尿毒症期可以采取透析治疗，优选血液透析治疗。部分患者可行肾移植，但手术难度和并发症较其他原因肾移植患者高。

（3）药物治疗：抗炎药、排结石药物、肾素－血管紧张素－醛固酮系统阻滞剂和中药治疗等。

（4）基因治疗：基因治疗是遗传性疾病最理想的治疗方法，然而PKD的基因治疗面临相当大的障碍，如载体选择及基因导入较为困难，而且很难将基因选择性导入病变节段。目前尚在探索和研究中。

（薛宁）

如何治疗心肾综合征？

心力衰竭（心衰）控制不佳会引起肾功能以每月1ml/min的速度快速减退，而肾功能的减退又会进一步加重心衰的进展，形成恶性循环。因此，同时积极纠正心衰和肾衰对改善预后有重要意义。但由于心肾综合征最近几年才引起大家的注意，目前在治疗上几乎没有确凿循证医学证据。并且利尿剂和血管紧张素转换酶抑制剂（ACEI）等药物在肾功能不全时不良反应增加，使治疗更加困难，出现心肾综合征的患者又多处于心力衰竭的终末期，临床处理非常棘手。

（1）药物治疗：对心肾综合征的防治，利尿剂的使用是一个有争论的问题。心衰在进展和水肿形成时应用利尿剂治疗是适宜的、有时是必不可少的，而且多数肾功能不全的心衰患者对袢利尿剂有反应。但应强调不宜过度、长期持续应用大剂量利尿剂，因其易导致低血容量、电解质紊乱，减少肾血容量和肾灌注，可使血尿素氮和肌酐升高，进一步使肾功能恶化。也有学者认为在心衰的某些情况下利尿剂本身就可以损伤肾脏。β受体阻滞剂是当代治疗心力衰竭的基石之一。Shlipak等的研究结果提示，对肌酐水平>2.0mg/dl的心肌梗死后慢性心力衰竭患者，β受体阻滞剂可以延长其生存时间，并且不会加速肾功能的恶化。肾素－血管紧张素－醛固酮系统是治疗慢性心力衰竭的基石，但也有患者担心基于此系统的药物会使肾功能恶化而终止治疗，此类患者的死亡率会增加。循证医学证据支持在中度肾功能不全的患者中使用ACEI类药物，可延长患者的生存时间，在ACEI不能耐受时可应用血管紧张素受体阻滞剂（angiotensin receptor blocker，ARB）。但在晚期肾功能不全的患者中，如何衡量危险性和受益目前尚无太多证据。脑钠肽（BNP）是近年发现对心力衰竭有诊断价值的多肽，它具有排钠、利尿、扩血管和改善心功能的作用。有研究表明，合并肾脏损害的心力衰竭患者血浆BNP的水平与心脏病变程度呈正相关，并且能够帮助判断预后。根据BNP的结构经过生物工程合成的脑钠素在一些临床试验中已经显示其优越性，有望成为治疗心肾综合征的理想药物。

（2）血液净化治疗：顽固性心力衰竭患者往往有顽固性的液体潴留，应用大剂量利尿剂虽可以改善临床症状，但会加剧肾功能的恶化，有些患者还会产生利尿剂抵抗。血液净化治疗可快速清除体内多余水分，减轻肺水肿，降低中心静脉压和腹内压，改善肾脏灌注，有利于保护肾功能，并能克服利尿剂抵抗，改善肾脏的应答性和心脏的血流动力学效应。早在1974年就有学者建议用血液滤过治疗水、钠潴留。随着血液净化技术的进步，目前越来越多的人选择血液净化技术治疗难治性心力衰竭和心肾综合征。其主要血液净化模式有：单纯超滤（IFU）、缓慢持续超滤（SCUF）、连续性静脉-静脉血液滤过或透析（CVVH或CVVHD）。IUF可在短时内清除体内大量水分，但容易造成循环不稳定，加重肾脏灌注不足。CVVH可以缓慢、等渗性清除液体，从而使容量负荷纠正，左心室充盈压逐渐降低。甚至在严重休克伴液体超负荷，必须清除大量液体者，也能保持血流动力学的稳定。同时还可清除具有心血管活性的大中分子炎性介质及心脏抑制因子，间接改善心肾功能。对于血肌酐升高的 I 型心肾综合征治疗效果好。2006年美国心脏病学会（ACC）公布的UNLOAD研究中比较了200例失代偿的慢性心力衰竭住院患者静脉应用利尿剂与血液净化治疗的效果，结果显示采用后者治疗的患者体重下降更明显，其90天内的再入院率和再住院天数明显降低。虽然血液净化治疗的长期影响和可行性尚不确定，但至少为心肾功能不全患者提供了另一种治疗选择。

目前，对心肾综合征患者何时开始肾脏替代治疗尚无统一认识。是在利尿剂抵抗、血肌酐无增高时就开始，还是等到合并明确的急性肾损伤、血肌酐升高才开始？ 2009年美国心脏病学会/美国心脏协会（ACC/AHA）成人心力衰竭诊断与治疗更新指南以及2008年欧洲心脏病学会（ESC）急、慢性心力衰竭诊治指南中均指出：对于容量超负荷的心衰患者，尤其合并中重度肾功衰竭、利尿剂无效时可考虑超滤或肾脏替代治疗，这些治疗可能对患者有益并恢复对利尿剂的敏感性。

（吉俊）

终末期肾病患者应什么时候开始肾脏替代治疗？

各种原发性或继发性慢性肾脏病均可持续损伤肾脏，使肾功能不断减退。当肾功能减退至正常的25%以下时，即使基础肾脏疾病已停止活动，但通过某些共同损伤机制，肾功能仍可持续减退，直至进展为终末期肾病（即尿毒症晚期），这是疾病发展的客观规律，国内外尚无有效逆转手段。随着肾脏排泄代谢废物功能的减退，体内潴留的尿毒症毒素也越来越多，尿毒症毒素长期蓄积可对其他重要脏器（如心、肺、神经系统、骨骼等）逐步产生不可逆转的损害，带来灾难性后果。科学研究发现，肾外脏器（心脑血管等）损害是影响维持性透析患者长期存活和生活质量的最主要原因。也就是说尿毒症维持性透析患者，提高其长期存活率和生活质量的关键就在于尽量避免或减轻肾外其他重要脏器损害。故对于尿毒症晚期患者，适时进行肾脏替代治疗，清除人体每时每刻都在产生的尿毒症毒素，避免毒素在体内过度蓄积，是减轻肾外其他重要脏器损害的最有效措施，也是保证尿毒症患者"活得长、活得好"的重要前提。

目前的肾脏替代疗法主要包括血液透析、腹膜透析和肾脏移植等。其他如口服胃肠道透析液、中药灌肠等技术因为疗效低、副作用大，已经基本淘汰。那么尿毒症患者应什么时候开始肾脏替代治疗呢？目前国际上肾病专家们公认的最佳方案是当慢性肾脏病进展至4期［肾小球滤过率估测值下降到15~29ml/（min·1.73m^2）］时，患者应接受有关肾脏替代疗法知识的宣教，了解各种肾脏替代疗法的优缺点，结合各自的具体情况，选择今后将要接受的肾脏替代治疗方法，并进行适当的准备工作。当慢性肾脏病进展至5期［肾小球滤过率估测值低于15ml/（min·1.73m²）］时，肾科医师应根据患者的具体情况权衡各种因素，包括原发病、并发症、尿毒症症状、营养状况、血管条件、血压及血糖控制情况、既往手术史、年龄、经济情况、医疗条件等，决定何时及采用何种方法开始肾脏替代治疗。如果某些并发症比较严重，即使肾小球滤过率估测值高于15ml/（min·1.73m²），也可适时提早开始肾脏替代治疗。

（滕杰）

终末期肾病患者应如何选择肾脏替代疗法？

一般来说，慢性肾脏病所致肾功能减退是一个逐渐加重过程，尿毒症毒素不断蓄积在体内，进而损伤机体各器官及系统，引起各种尿毒症症状。在病程早期，当肾功能损害较轻、体内毒素蓄积不太严重时，可在控制饮食摄入基础上，通过适当药物治疗，促使毒素从肾外途径（主要从胃肠道）排出体外，但疗效有限。

但在病程晚期，当肾小球滤过率估测值低于15ml/（min·1.73m²）时，肾脏排泄功能严重受损，单依靠药物治疗无法有效纠正大量尿毒症毒素蓄积体内引起的氮质血症。此时，可酌情开始血液透析、腹膜透析、肾脏移植等各种肾脏替代疗法。其中肾脏移植疗法是将一个"正常"的肾脏移植到患者体内，因而其"肾脏替代"治疗作用是最全面、有效的。但肾脏移植疗法对患者的要求较高，术前必须权衡利弊，严格掌握指征：首先，患者体内某些特殊抗体水平必须较低，否则术后容易发生排异反应；其次，患者术后需长期服用抗排异药物，但长期抗排异治疗可抑制免疫系统，使患者抵抗力低下，容易诱发感染；另外，长期服用糖皮质激素还可引起血糖异常升高，并损伤胃黏膜，诱发消化道出血，故对于伴有活动性肝炎、结核、胃溃疡、严重糖尿病、高龄等患者，移植疗法并不适用。而血液透析和腹膜透析是目前应用最广泛的肾脏替代疗法，适用于绝大多数尿毒症患者。但在某些经济不发达的偏远地区，在尚未开展血液透析或腹膜透析疗法的基层医院，口服胃肠道透析液、中药灌肠等疗法因其费用低廉、技术简单、操作方便，也可作为不得已而为之的一种替代治疗方案。

（滕杰）

透析治疗是否像"吸毒"，会上瘾吗？

这是许多尿毒症新患者最为关心的问题，答案是不会上瘾的！

一般来说，肾功能减退可分为3种情况：急性肾损伤、慢性肾功能减退急性加重和慢性肾脏病。对于急性肾损伤患者，及时进行透析治疗将有助于减轻并发症，利于肾功能的恢复。而对于慢性肾功能减退急性加重的患者，原本肾功能就有减退，但还没到需要透析的程度。在此情况下，如果患者再遭受一些导致肾损伤急性加重的病因，如使用各种肾损害药物、感染、尿路梗阻等，则肾功能会在短时间内恶化而需要接受透析治疗。对此类患者，如能及时识别并纠正肾功能急性恶化的各种病因，则肾功能还是很有希望恢复到基础水平而停止透析治疗的。及时充分的透析治疗可有效纠正水、电解质及酸碱紊乱，有助于肾功能的恢复。但对于终末期肾病患者，其肾功能持续缓慢地减退，肾脏本身可能已经硬化、固缩，世上并无特效药物可以逆转病情、治愈疾病，肾脏替代治疗是挽救患者生命的唯一有效方法。因此，能否脱离透析，主要取决于患者本身的肾脏疾病及肾功能减退本身有无逆转的可能，这需要富有经验的肾脏专科医师综合考虑患者的各种临床资料，方能得出判断。如果患者肾脏疾病及肾功能减退能够逆转，则及时充分的透析治疗，将有助于肾功能的好转；如果肾脏疾病无逆转可能，则透析治疗是最佳选择。

值得一提的是，对于那些肾功能已经减退，但还不需要透析治疗的患者，目前有许多药物和疗法可以起到延缓肾功能减退的作用，其中也包括少数中药。但必须在专科医师的指导下接受正规治疗，切忌病急乱投医。

（滕杰）

糖尿病引起的尿毒症为什么要早做透析治疗?

糖尿病肾病是糖尿病最常见的并发症。与其他肾脏疾病所致尿毒症患者相比,糖尿病所致终末期肾病患者的肾外器官损害发生时间更早、累及脏器更多、损伤更严重,如心血管系统并发症(心血管疾病是尿毒症患者最主要的死亡原因)、周围血管病变、周围神经和自主神经病变、视网膜病变和胃肠病变等,且上述并发症进展速度会逐渐加快。有研究发现,糖尿病肾病患者透析治疗开始前的1~2年,糖尿病所致视网膜病变进展速度最快,而及早开始透析治疗有望延缓视网膜病变的进展速度。因此,糖尿病肾病所致尿毒症患者,无论接受腹膜透析还是血液透析,透析治疗的开始时机均应早于非糖尿病肾病患者。如果患者出现明显的尿毒症症状、心力衰竭、难以控制的水钠潴留、视网膜病变等临床表现,则更宜尽早开始透析治疗,从而减轻肾外脏器损害,提高生活质量,延长患者生命。

(滕杰)

什么是血浆置换?

许多疾病的发生都是由于身体内尤其是血液中异常产生或出现的特殊致病物质有关,如抗双链DNA抗体可以引起系统性红斑狼疮、抗肾小球基底膜抗体可以引起急进性肾小球肾炎、IgM可以引起高黏滞综合征、某些药物或毒物中毒等。如果能够直接或快速清除这些致病物质,常常能在短时间内迅速控制病情。血浆置换就是这样一种方法。

我们知道血液是由血细胞和血浆两部分组成的,血浆内含有大量各种各样的成分,包括各种免疫球蛋白、脂蛋白、凝血因子、白蛋白、小分子多肽及各种离子等,其相对密度、相对分子质量等各不相同。如果采用膜式滤过或其他方法,将血细胞和血浆分离,然后弃去含有致病物质的血浆,而把血细胞回输体内,同时补充正常的人体血浆或血浆代用品,就能非特异性清除血浆中的某些致病物质,达到治疗疾病的目的,上述方法即为血浆置换疗法。随着血浆置换技术的不断发展，现在还可以根据治疗的需要，进一步将血浆分成许多的亚成分，再加以选择性地清除。

所谓膜式滤过是指将患者血液引出体外，使其通过特殊的血浆分离膜，通过控制分离膜上孔径的大小，使其只允许血浆成分如各种蛋白及相对分子质量低于蛋白的溶质透过，而所有的血细胞成分被截留。

需要指出的是，血浆置换虽然有其特殊的治疗作用，但毕竟不是一个根本性治疗措施，临床上应用时一定要配合药物等其他必要的治疗措施。

（滕杰）

什么是免疫吸附？

正常人体血浆中含有大量重要的有用成分，如各种凝血因子、转运蛋白等，血浆置换时为了清除致病物质，需要将含有上述有用成分的血浆全部弃去，同时补充大量的外源性血浆。这样做不仅造成血浆浪费，还存在一定的隐患。首先，目前血制品来源紧张，一旦供应不上，血浆置换就无法进行；其次，外源性的血浆经过冰冻处理，其中某些重要成分如凝血因子可能会有不同程度的丧失，大量补充冰冻血浆，即使是"新鲜"冰冻血浆，也会存在一定的隐患；还有，大量补充外源性的血制品还存在感染血源性传染病及发生过敏的风险。如果能够做到特异性地清除血浆中的特定致病物质，则无须补充大量血浆，不仅清除效率高，而且相对安全。免疫吸附就是这样一种治疗方法。

研究发现，许多疾病都与身体内异常产生的某些特殊抗体、抗原或循环免疫复合物有关。将具有免疫吸附活性的物质固定在高分子化合物上制成免疫吸附剂，免疫吸附治疗时将患者血液或分离出的血浆引流至吸附柱，柱内吸附剂可以特异性结合血中的致病物质，从而达到清除效果，其余血液成分则回输患者体内。免疫吸附剂的特异性吸附原理包括特定抗原−抗体的结合反应、C1q补体−循环免疫复合物的结合反应以及蛋白A免疫吸附。目前最常用的是蛋白A免疫吸附。蛋白A是从某些金黄色葡萄球菌壁上分离的一种蛋白成分，每个蛋白A分子上有4个免疫球蛋白的结合区，可与不同种类的免疫球蛋白分子结合，其中与IgG的结合能力最强，而且蛋白A与IgG的结合是可逆的，可用特殊的洗脱液将其分离。一般而言，体内致病抗体就是IgG。与普通血浆置换相比，利用蛋白A制成的免疫吸附柱可以高效安全地清除血液中的致病抗体，广泛应用于自身免疫性疾病的治疗，但价格比较昂贵。

（滕杰）

血浆置换和免疫吸附可应用于哪些肾脏病的治疗？

能够采用血浆置换或免疫吸附治疗的疾病涉及神经系统疾病、自身免疫性疾病、肾脏疾病、血液病、肿瘤性疾病、肝脏病、代谢性疾病、结缔组织疾病和脏器移植等许多领域。在肾脏病方面，如急进性肾小球肾炎，其中包括抗肾小球基底膜肾病和累及肾脏的抗中性粒细胞胞浆抗体（ANCA）相关性血管炎，患者血循环中存在大量抗肾小球基底膜抗体或ANCA，均可快速大量地破坏肾小球，甚至侵犯肺脏等全身其他重要脏器，患者的肾脏可在数周内就被完全损毁，病情极为凶险，预后极差。但如果在疾病早期就予以强化血浆置换或免疫吸附，同时配合药物治疗，则可挽救生命，许多患者的肾功能可基本恢复正常。血栓性血小板减少性紫癜或溶血性尿毒性综合征时，患者血液中存在一种被称为Von willebrand因子多聚体的致病物质，可能还包括异常的抗内皮细胞抗体等其他致病物质。当该病累及中枢神经系统和肾脏时，均可能危及患者生命，及时积极的血浆置换治疗常常可以逆转病情、挽救患者生命。多发性骨髓瘤、轻链病可以引起急性肾功能衰竭，强化的血浆置换治疗可以清除血液中的异常蛋白，以减少它们在肾脏中的沉积，改善肾功能。系统性红斑狼疮（SLE）也可累及包括肾脏、中枢神经系统在内的全身各个器官，严重时危及生命，研究发现血浆置换或免疫吸附对SLE有治疗作用。肾移植术后发生排异反应，原因就是患者血液中存在的大量异常抗体对移植肾的破坏作用。不管是肾移植术前体内就已存在大量异常抗体的高敏状态患者，还是移植术后机体才继发产生大量异常抗体的排异患者，采用血浆置换或免疫吸附清除上述抗体，就可以避免发生移植肾的排异反应，保护移植肾的功能。此外，对于某些特殊类型的肾小球肾炎，如局灶节段性肾小球硬化等，血浆置换也有一定的治疗作用。

（滕杰）

应用血浆置换和免疫吸附治疗有哪些注意事项？

首先，需要强调的是，无论是血浆置换还是免疫吸附治疗，都是利用人工的方法强行清除血液中大量的致病物质，达到快速缓解病情的作用。但致病物质被清除后，机体还会源源不断地产生，因而血浆置换和免疫吸附都只是一个"治标"的措施，一定要同时配合药物治疗，从源头上抑制体内异常致病物质的产生，才能巩固疗效，"治标"又"治本"。

其次，掌握治疗时机非常重要。在疾病早期，当重要脏器的病变还处在可逆转阶段，还没有被致病物质完全损毁的时候，及时进行积极的血浆置换或免疫吸附治疗常常能事半功倍，获得较好的疗效。反之，如果到了疾病的终末期才不得不进行血浆置换或免疫吸附治疗，即使体内的致病物质被有效清除，被损毁的脏器也很可能已经无法修复，事倍功半，无法获得满意疗效。

另外，在疾病急性期，血浆置换或免疫吸附仅治疗一次是不够的。因为在急性期，一方面致病物质在患者体内源源不断地产生；另一方面，不仅患者血液中存在高浓度的致病物质，而且血管外组织中也存在。经过一次治疗后，虽然血液中的致病物质得到了清除，浓度下降，但随后机体又会产生新的致病物质，组织中相对高浓度的致病物质也会向血液中转移，造成血液中致病物质的浓度回升，出现"反跳"现象。所以在疾病的急性期，单次大剂量治疗并非最佳方案，定期多次的血浆置换或免疫吸附治疗同时配合药物治疗，才能获得最大疗效。

最后还需指出的是，血浆置换或免疫吸附治疗的安全性仍需得到重视，必须严格掌握治疗指征。血浆置换需要补充大量的血浆及血浆代用品。血浆代用品虽然比较经济且供应充足，但其中缺少许多重要的血浆成分，故血浆代用品的补充量需控制在一定比例之内。血浆置换治疗时应该尽量补充新鲜冰冻血浆，必要时还需补充凝血因子制品。此外，大量输注血制品存在感染血源性传染病及发生过敏的风险。免疫吸附一般无须补充血浆，但由于体内大量免疫球蛋白被清除，需要适当补充正常的人体免疫球蛋白，也存在一定的感染及过敏风险。加上体外循环治疗技术本身可能导致并发症如出血、感染等，并且血浆置换费用不菲，免疫吸附更为昂贵。故对于血浆置换或免疫吸附疗法，必须严格掌握治疗指征，不可滥用。

（滕杰）

预防保健篇

◆ 慢性肾小球肾炎患者可以饮酒吗?
◆ 慢性肾小球肾炎患者可以有性生活吗?
◆ 慢性肾小球肾炎患者可以运动吗?
◆ 为什么慢性肾小球肾炎患者应该戒烟?
◆ 慢性肾小球肾炎患者应如何预防和控制感染?
◆ ……

慢性肾小球肾炎患者可以饮酒吗？

酒精对人体产生直接损害的脏器主要是肝脏，对肾脏的直接损害作用不大，但是酒精会导致引起肾功能损害的危险因素不容易控制，如高血压、高血脂、高血糖、高尿酸、水肿等，这些危险因素经常伴发慢性肾小球肾炎，是治疗慢性肾小球肾炎时的主要控制目标。饮酒无疑使得这些危险因素更难以控制，从而影响治疗慢性肾小球肾炎的效果。另外，酒精会影响体内的氮平衡，增加血液中尿素氮的浓度，这也给慢性肾小球肾炎的治疗和肾功能的监测带来影响。如果慢性肾小球肾炎合并以上危险因素，均不宜饮酒。

（朱加明）

慢性肾小球肾炎患者可以有性生活吗？

由于中医认为肾藏精，肾为先天之本，许多慢性肾小球肾炎患者担心"肾亏"，在性生活问题上比较焦虑。实际从西医的角度看，除非慢性肾小球肾炎导致比较严重的肾功能不全阶段，对性能力才会有比较直接的影响，在慢性肾小球肾炎早期，夫妻性生活不和谐的因素更多是在心理层面。但是，慢性肾小球肾炎患者在性生活方面仍有需要注意的地方，在慢性肾小球肾炎的急性期、加重期和不稳定期，如伴有控制不佳的大量蛋白尿、血尿、高血压、水肿和血肌酐进行性升高阶段，不宜有性生活；在慢性肾小球肾炎控制良好的平稳期，则可以规律性生活，但不宜过度。

（朱加明）

慢性肾小球肾炎患者可以运动吗？

除非慢性肾小球肾炎患者身体状况极差，并伴有多脏器功能衰竭而有明显的运动禁忌，否则慢性肾小球肾炎患者都应该适度运动。慢性肾小球肾炎的治疗一般要求休息静养，不宜过度劳累，但并不否定适度的运动带来的好处。事实上，适度的运动不仅增强体质，促进与社会的融合，而且对慢性肾小球肾炎的治疗本身也有好处，可以改善高血压、高血脂、高血糖的控制，可以减轻肥胖，还可以防止血管栓塞性疾病等。但是，运动一定要强调适度，以不感觉劳累为宜，原则上以有氧的体育保健运动为首选，不宜参加剧烈的运动，因为过度的运动会增加肾脏负担，加重蛋白尿、血尿和水肿，不利于肾炎的治疗。

（朱加明）

为什么慢性肾小球肾炎患者应该戒烟？

吸烟有害于健康，这对正常健康人群尚且如此，对慢性肾小球肾炎患者危害将更加严重。烟草中的主要有害物质尼古丁能收缩血管，造成肾血管硬化，减少肾血流量供应，影响高血压的控制；吸烟还能损害慢性肾小球肾炎患者的糖代谢能力，造成糖耐量异常和胰岛素抵抗，影响血糖的控制；吸烟同样对血脂的控制也不利。此外，吸烟损害呼吸系统，容易诱发呼吸道感染，一方面上呼吸道感染往往是诱发肾炎活动和加重的主要原因，使得肾炎难以控制；另一方面，感染影响激素和免疫抑制剂的正常使用，干扰了慢性肾炎的治疗。所以，慢性肾小球肾炎患者一定要戒烟。

（朱加明）

慢性肾小球肾炎患者应如何预防和控制感染？

慢性肾小球肾炎患者的免疫力较正常人差，再加上不少肾炎患者还需要使用免疫抑制剂，这样就使得其免疫力更差，从而较易患各种感染性疾病，而且感染性疾病又加重肾脏疾病的进展，造成恶性循环。因此，避免感染对慢性肾小球肾炎患者尤为重要。防治的主要办法有：尽可能避免接触一切感染性疾病，尽量少进出公共场所及人口密集的地方，不可避免时可戴口罩预防。一旦出现感染症状，及时就诊，并且要使用足量有效的抗感染药物，而且加强支持疗法。

（陈越）

怎样预防糖皮质激素的不良反应？

（1）预防感染：尽可能使患者避免接触一切感染性疾病，一旦出现感染症状，及时足量地使用有效的抗感染药物并加强支持疗法。严重感染的情况下，应将激素减少至生理维持量，待感染彻底治愈后重新开始肾病的治疗。

（2）预防诱发或加重溃疡：防治的办法是在使用激素同时加用保护胃黏膜或抑制胃酸分泌的药物。

（3）预防类肾上腺皮质功能亢进症：这些症状停药后会逐渐消失，但在治疗过程中如出现低血钾应适当补钾。

（4）预防肾上腺皮质功能不全或萎缩：现在激素的应用多采用大剂量顿服或隔日服的方法，使这一副作用大大减轻。但仍可能在应激状态下（如严重感染、手术）出现休克并伴有腹痛、呕吐等胃肠道症状，此时应考虑到发生急性肾上腺皮质功能不全的可能，应立即补液并加入氢化可的松。

（5）预防高血压：防止的办法是加用利尿剂，用降压药控制血压，如血压仍不能恢复到正常范围内则应将激素减量或停药。

（6）预防眼科并发症：一旦发生上述情况应请眼科医师作针对性处理，如症状不能控制则应减少或停止使用激素。

（7）预防骨质疏松：可同时口服钙剂、活性维生素D及二磷酸盐等防治糖皮质激素性骨质疏松。

（陈越）

怎样预防免疫抑制剂的不良反应？

各种免疫抑制剂均有一个共性，就是免疫抑制作用。因此，使用免疫抑制剂的患者较容易出现感染性疾病，而且常常为重症感染，但临床表现却不典型。未能得到及时治疗的患者可能危及生命，可见预防感染对使用免疫抑制剂的患者较为重要。具体的防治办法有：尽可能避免接触一切感染性疾病，尽量少进出公共场所及人口密集的地方，不可避免时可戴口罩预防。一旦出现感染症状，及时就诊，并且要使用足量有效的抗感染药物，而且加强支持疗法。然而各种免疫抑制剂又有其特有的不良反应，如环孢素会导致高尿酸血症、血肌酐升高；吗替麦考酚酯会导致肺间质纤维化；环磷酰胺可导致出血性膀胱炎、肿瘤等。因而，使用免疫抑制剂的患者需要听从肾病专科医生的建议，做到规律地随访相关化验指标，注意观察自身变化，有问题及时向专科医生咨询，及早发现由于免疫抑制剂造成的不良反应，及早调整用药，权衡利弊，以获取最大的疗效、最小的损伤。

（陈越）

如何提高慢性肾病的早期发现率？

慢性肾病并非一定发展为慢性肾功能不全。一般来说出现慢性肾病20~30年甚至更长时间后才逐渐进入尿毒症期，这一疾病过程相当漫长。尽管疾病有时十分隐匿，但仍有不少蛛丝马迹可寻。如在这一阶段积极干预，可有效控制疾病进展，防止尿毒症的发生。肾脏病早期患者常无不适，诊断的难度较大，但如不及时治疗，多会不断加重，甚至发展成尿毒症。因此，早期发现慢性肾病是有效防治尿毒症的前提。

（1）重视健康检查。不管是健康体检，还是因其他疾病如咳嗽、发热等就诊，都需要做尿液检查，只要有异常均需做进一步检查，直至排除肾脏疾病。

（2）盯住高危人群。包括：①合并高血压、糖尿病、高尿酸血症/痛风、心脏病、高脂血症、肿瘤、自身免疫性疾病和中风等疾病患者。②60岁以上老年人。③反复尿路感染和肾盂肾炎。④长期应用某些抗生素、退热止痛药、化疗药等肾毒性药物。⑤近期接受造影剂检查，如增强CT检查、血管造影等。这些高危人群尤其需要密切随访尿检。需要强调的是，一次检查正常并不能完全排除早期肾脏病，必要时应多次复检，定期随访。

（3）抓住蛛丝马迹。要了解肾脏病早期有哪些表现，一旦出现这些情况应及时做必要的检查：腰酸，乏力，食欲下降，尿中泡沫增多，尿色改变如尿色加深甚至变红、呈浓茶色或酱油色等，尿液混浊，尿液颜色经常很淡甚至接近无色，水肿，早晨眼皮重、手指发胀，下午脚肿，排尿次数明显增多或减少，晚上小便多，高血压，不明原因的视力下降，贫血，抵抗力下降容易感冒或感冒不容易好等。一旦出现以上症状，应及时就医，排除肾脏病。无肾脏病者有条件时可每年做一次尿液和肾功能检查；肾脏病高危人群至少每半年检查一次；有肾脏病早期表现者应立即检查。对于后两类患者，一次检查正常并不能完全排除早期肾脏病，一是因为早期肾脏病不一定每次尿检都有异常；二是常规尿检的随意性很大，如检查前喝较多的水后尿液被稀释，尿中蛋白和红细胞等的浓度下降，以致出现尿检"假阴性"，造成漏诊。因此需要多次复查尿检，定期随访，有时还需做更为敏感的检查，如尿微量白蛋白/尿肌酐比值、24小时尿系列微量蛋白定量等一系列检查。

随着医学科学的发展，慢性肾病的治疗手段越来越多，效果也越来越好，因此，只要早期发现、及时治疗，慢性肾病是可以预防和控制的。

（方艺）

治疗慢性肾小球肾炎用药应注意什么？

治疗慢性肾小球肾炎，主要应用糖皮质激素和免疫抑制剂，这类药物都有一定的疗程，而且疗效和不良反应个体差异很大，医生必须谨慎用药，而且应因人而异，根据随访结果及时调整用药方案。

对于服用上述药物的患者，应严格按医嘱服药，不能随意停药或减量。有些年轻的患者因担心自己的容貌受影响而擅自停药；有些患者用药非常随意，经常忘记服药；还有些患者会在用完药后不及时到医院就诊，导致断药。这样用药的结果会导致疾病不能得到有效的控制，甚至会造成疾病复发或加重，更严重的是有可能导致耐药，给治疗带来困难。所以按时到医院复诊，观察激素的疗效和不良反应是每一个患者要牢记的，并定期检查血常规、尿常规、尿蛋白定量、肝肾功能、电解质、血糖、粪隐血等。服药期间如有不适，应及时告诉医生。如有反酸、嗳气、上腹部饱胀不适、疼痛，甚至大便发黑，很有可能是胃有问题；如有频繁的抽筋，很有可能是缺钙；如有骨头疼痛，特别是大腿处的股骨头感觉疼痛，要警惕股骨头坏死；如食量特别大、爱喝水、体重却减轻了，这有可能是血糖升高了；如感觉眼睛胀痛，又没有高血压，则应警惕青光眼可能。服药期间应注意预防感染，保持个人卫生及居住环境清洁，随天气变化及时增减衣服，少去公共场所，必要时可以戴口罩，一旦出现不明原因发热，更应及时就诊。

免疫抑制剂（环磷酰胺、环孢素、吗替麦考酚酯、雷公藤等）的副作用要比激素多且严重，所以多用于激素治疗无效或依赖或有禁忌的患者，一般不作为一线用药。环磷酰胺、吗替麦考酚酯、雷公藤有骨髓抑制作用，治疗过程中要注意随访血常规，一旦出现异常，应减量甚至停用。三者对性腺都有抑制作用，尤其是环磷酰胺和雷公藤，用药前应向患者说明，对于未生育过的患者，用药要更加谨慎。环孢素本身对肾小管间质有损伤，用药时间不宜过长。这类药的肝毒性也比较常见，需随访肝功能。免疫抑制剂对人体有强烈的免疫抑制作用，导致患者对疾病的抵抗能力下降，此作用比激素更加明显，所以服药期间，患者要更加注意预防感染。

ACEI、ARB类药物（如氯沙坦、缬沙坦、伊贝沙坦、福辛普利、贝那普利、卡托普利、培哚普利等）也是治疗慢性肾小球肾炎的常用药。对于初次服用此类药物的患者需密切随访肾功能、电解质，因为此类药物有可能引起肌酐升高，若肌酐上升幅度在允许范围内时可继续服用，若上升过高，需立即停药。另外，此类药物有引起血钾升高的可能，尤其是对于已有肾功能不全者，故服药期间需避免高钾饮食，如蘑菇、香菇等菌类食物及橘子、香蕉等水果。含钾或保钾的药物也应慎用，同时需密切随访电解质。

对于服用抗凝药物及抗血小板聚集类药物的患者，服药期间应定期随访凝血功能、血常规。每天自我检查，注意有无皮肤黏膜瘀点瘀斑、鼻了和（或）牙龈出血、黑便、咯血等表现，如果出现上述症状，应及时至医院就诊，在医生指导下调整用药。女性月经期应慎用抗凝治疗。

很多慢性肾炎患者都有高脂血症，需要服用降血脂类药物（阿托伐他汀、非诺贝特、氟伐他汀等）。降脂药物可能引起肝肾功能损害、横纹肌溶解，故服用降脂药物的患者应随访肝肾功能，如果出现肌肉疼痛、肢体乏力等症状，还需查肌酶。

慢性肾炎患者应尽量避免使用可能引起肾损害的药物。

（袁敏）

药物也可引起肾炎吗？

药能治病，但也能致病，所谓"是药三分毒"便是这个意思。肾脏是体内药物代谢和排泄的重要器官，绝大多数的药物主要以原形或代谢产物的形式经肾脏从尿中排出体外。而且肾脏是体内各器官中血流最丰富的，肾小管的浓缩功能还能使尿液中药物浓度超过血浓度的几倍，甚至几十倍，在此过程中，高浓度的药物与肾组织充分接触，使肾脏极易遭到损伤。

我们先来了解一下药物引起肾毒性反应的机制：①直接肾毒性。主要指药物浓度过高，达到中毒浓度，对肾小管上皮细胞直接造成损伤，这种肾损害的程度与用药剂量及疗程有关，也就是说用药剂量越大、时间越长，则引起肾损害的可能性就越大、肾损害的程度就越重。②免疫炎性反应。

主要指药物或其代谢产物诱导机体产生免疫反应，形成抗原-抗体复合物沉积于肾脏，引起肾小球损害、肾小管和肾间质病变。这种损伤与药物剂量常无关，小剂量或一次用药后即可造成病变。③梗阻性肾病变。磺胺类等药物可形成磺胺结晶沉积堵塞肾小管、肾盂、肾盏或输尿管，引起结晶体肾病变和梗阻性肾病。表9列举了一些常见药物的肾损伤。

表9　药物相关性肾损伤

肾脏疾病名	相关药物
肾小球肾炎	金盐，汞，银，D-青霉胺，非甾体类抗炎药，利福平，青霉素
肾小管损害	青霉素，羧苄西林，氨苄西林，氨基糖苷类（万古霉素、卡那霉素、妥布霉素等），头孢霉素（先锋霉素Ⅳ、Ⅴ、Ⅵ）及其他抗生素（四环素、新霉素、两性霉素B），非激素类消炎镇痛药，造影剂，雷尼替丁
间质性肾炎	抗生素（青霉素G、半合成青霉素、氨苄西林、头孢霉素、利福平、PAS、乙胺丁醇）和非甾体类抗炎药、某些含有马兜铃酸的中草药
肾结石	磺胺类药、氨苯喋啶、硅酸盐、泻药
肾血管炎	青霉素和磺胺类药

药物肾损害的临床表现不一，可在用药后出现全身过敏反应，包括全身瘙痒、皮疹、关节酸痛、血嗜酸粒细胞升高、IgE升高、尿沉渣见嗜酸粒细胞、肾小管功能减退，严重的可出现急性肾功能衰竭。临床可有浮肿、蛋白尿、血尿、高血压，少数病例可有肾病综合征表现。如果药物梗阻尿路，临床可突然出现无尿，解除梗阻后尿量增多。更多的情况是患者并没有明显不适，只有在化验时才发现蛋白尿、血尿或肾功能损害。

虽然有些药物有肾毒性，但也不意味着这些药就不能用了，只要患者和医师注意，还是可以避免肾毒性的。比如密切随访尿常规、肾功能、尿酶等指标，可以及早发现肾脏损害，以便及时调整用药，并采取肾脏保护措施。当然在下列情况下应注意调整用药：①原有肾脏疾病者。②长期肝病、肿瘤等引起营养不良和低白蛋白血症，导致药物与血浆蛋白的结合减少，而游离部分增加，使药物的肾脏排泄量增加，从而增加了肾损害的机会。③已患有一些可以引起肾损害的疾病，如糖尿病、高血压、痛风、系统性红斑狼疮等，此时肾脏对药物毒性的敏感性增加。④老年人。

临床用药一定要谨慎，既不能滥用药，也不能因害怕药物的毒副作用而不用药、用药量不足或缩短疗程而延误病情，从而走向另一个极端。需要指出的是避免药物引起的肾损害应重在预防，无病不要乱服药，特别是一些所谓的"补药"、减肥药，必须服药时须在医生指导下进行。

（袁敏）

慢性肾小球肾炎如何选择用药？

慢性肾小球肾炎的治疗以缓解或改善临床症状、延缓肾功能恶化，防止并发症发生为主要目的。治疗不仅因人而异，还要根据肾穿刺病理结果制定。

慢性肾炎的治疗药物归纳起来主要为糖皮质激素和细胞毒药物。糖皮质激素很多老百姓都知道，但又对这个药有很多误解，因而造成了"谈激素即色变"的现象，医师一说用激素，就断然拒绝。其实每种药物都有不良反应，激素当然也不例外，但大多数不良反应都是少见的，甚至是罕见的，而常见的不良反应往往是可以预防的，如骨质疏松、胃出血等，医生在用激素的同时就会用药物预防。血糖升高也是常见的不良反应，虽然一般不需用药物预防，但医师都会密切监测患者的血糖，一旦发现血糖升高，就会及时调整用药而避免造成严重后果。当然也不是每个慢性肾小球肾炎患者都要用激素治疗，需要临床结合肾穿刺病理结果才能决定。有些医生不做肾穿刺就盲目应用激素也是不可取的。如果患者原来就有消化性溃疡，那么最好先治疗溃疡，再用激素。如果患者有糖尿病病史，则就应慎用激素。患者一旦服用激素，应遵医嘱按时到医院复诊检查，以便观察疗效并及时发现不良反应。随意停用或延长使用时间，都是激素应用的大忌，前者可能减弱激素的疗效甚至导致失效，而后者会产生严重的不良反应。另一类药就是细胞毒药物，常用的有环磷酰胺、吗替麦考酚酯（MMF）、环孢素等，这类药不良反应相对比较大，一般为二线用药。当患者出现激素抵抗、依赖或长时间使用糖皮质激素发生严重的不良反应时，可考虑使用这类药。

血管紧张素转换酶抑制剂（ACEI）和血管紧张素Ⅱ受体拮抗剂（ARB）因能降低肾小球滤过压、减少尿蛋白、保护肾功能而经常被用于治疗慢性肾炎，但要注意的是这类药并不能取代糖皮质激素的作用，而且用药过程中要谨防高钾血症的发生。对于肾功能不全的患者，更要在医生的指导下服用，按时复查血钾水平以防造成严重后果。

如果慢性肾炎患者得了感冒或其他疾病，就诊时应告诉医生自己有肾炎病史，避免应用肾毒性药物，如抗生素中的第一代头孢菌素、磺胺类、氨基糖苷类（庆大霉素、丁胺卡那）等；解热镇痛药如索米痛片、感冒通等；某些中草药也有肾毒性，如因其他疾病需要服用中药，也要把自己的肾炎病史告诉医生。

（袁敏）

中药没有不良反应吗？

中药是我国传统医学的重要组成部分，有着悠久的历史，应用范围广泛。中草药来源于天然植物，因此长期以来很多老百姓对中药存在一种认识上的误区，认为中药无不良反应，长期使用对身体无害处。其实凡是药品都存在一定的毒副作用，中药也不例外。现在已经有越来越多的临床和动物实验研究报道中药也有明显的不良反应，长期服用可能会引起不可逆转的肝肾功能损伤。由于一些人对中药的片面认识，甚至迷信"祖传秘方"，导致不科学用药，最终可能引发严重的不良反应。一些对肾脏有损害的常用中药如下所示：

（1）单味药

①植物类中药：关木通、木防己、汉防己、马兜铃、厚朴、天仙藤、青木香、苦丁茶、朱砂莲、细辛、雷公藤、山慈姑、马桑果、牵牛子、苍

耳子、罂粟壳、草乌、天麻、蜡梅根、使君子、益母草、白花丹、胖大海、补骨脂、巴豆、夹竹桃、大青叶、泽泻、甘遂、土牛膝等。

②动物类中药：斑蝥、鱼胆、海马、蜈蚣、蛇毒等。

③矿物类中药：含砷类（砒石、砒霜、雄黄、红矾等）、含汞类（朱砂、升汞、轻粉）、含铅类（铅丹）、明矾等。

（2）复方中成药：

龙胆泻肝丸、冠心苏合丸、甘露消毒丹、妇科分清丸、当归四逆汤、当归四逆加吴茱萸生姜汤、八正散、防己黄芪汤、导赤散、排石汤、口炎宁、六神丸、朱砂安神丸、中华跌打丸等。

据统计中草药的肾毒性多与过量使用、重复用药、长时间服药、擅自应用游医偏方等因素密切相关，只要在医生指导下，还是可以放心服用的。

（袁敏）

慢性肾病患者可以服用哪些保健品？

目前市面上有许多所谓补肾药物或保健品，其中大多数的疗效并不如广告说的那么好，而且疗效和不良反应均不确切，因此一般不需要服用。即使要用，也应该在医生的指导下选择适合的保健品。这里介绍一些临床上常用的肾脏病保健品：

（1）ω-3脂肪酸：它对神经、心血管系统、肾脏的健康极为重要，能提高认知能力，降低心脏病、中风、肿瘤和肾脏病的发病率。它的主要成分是EPA和DHA，主要食物来源是鱼类和核桃等。

（2）维生素

①维生素B族：这是所有"保肾"营养素中最实用的一种。它是水溶性的，会随体液排出，所以人体极易缺乏。其主要食物来源是动物肝脏、酵母、小麦胚芽和米糠等。

②维生素C：能保护细胞不被自由基破坏，尤其是脑部、眼睛和肾脏。此外，它能抑制血液中的胆固醇被氧化，所以能有效预防肾脏病，延缓肾

脏病的进展。但是需注意在尿毒症伴有代谢性酸中毒时应避免使用维生素C。其主要食物来源为柑橘、猕猴桃等水果与新鲜蔬菜。

③维生素E：它是一种脂溶性维生素，能保护细胞膜中的不饱和脂肪酸不被自由基侵害，因此能降低肾脏病的发生率，减轻病情，还能预防动脉硬化。

（3）人参：人参能提升元气，对抗癌症，强化免疫系统，可治疗多种牛理失调症。它的根部含有数种皂苷成分，具有预防和治疗肾脏病及血液循环疾病的功能。

（4）螺旋藻：螺旋藻是一种高蛋白、低脂肪、低胆固醇、低热值的保健食品，能为人体生命活动提供必需的微量营养元素。螺旋藻还含有其特有的螺旋藻多糖，具有调节免疫、抗辐射、抗氧化衰老、抗病毒、降血脂、防止贫血等功能，故有助于延缓肾脏损害。

（5）冬虫夏草：冬虫夏草是我国的一种名贵中药材。中医认为，虫草入肺肾二经，既能补肺阴，又能补肾阳，主治肾虚等，能同时平衡、调节阴阳。现代药理研究发现，冬虫夏草有免疫调节功能，能调节免疫力、降低炎症反应，促进肾小管上皮细胞增生，抑制肾小球系膜细胞、成纤维细胞增殖，还具有抗氧化等作用，所以能减轻早期肾小球高滤过状态、延缓慢性肾脏病的病变进展、改善肾功能、减轻毒性物质对肾脏的损害。目前冬虫夏草是最常用的保肾药，可以适量服用。

（袁敏）

如何对慢性肾病患者进行心理护理？

目前护理界倡导整体护理，因为人是既有躯体又有精神、既有复杂生理活动又有复杂心理活动的统一整体。人的积极或消极的心理状态，对躯体的生理状况有必然影响，因此生理护理与心理护理应当兼顾统一。

慢性肾病是一种慢性进行性的疾病，需要长期的治疗，甚至到终末期需要靠替代治疗来维持生命，以至于患者会出现各种心理问题。那如何做好心理护理呢?

有些患者的年纪非常轻,一旦被确诊就需要长期治疗,而他们又正处于求学、创业、恋爱的大好时光,当得知没有根治的可能,他们常有一种愤怒的情感,加之必须控制饮食,更加重了愤怒的心理。这些患者同时感到被剥夺了生活的权利与自由,对生活失去信心,情绪低落,整日沉浸在悲伤的情绪中,情感脆弱。还有些患者还认为患病是父母遗传的结果,将愤怒的情绪针对父母,责备父母。针对患者的心理情况,我们在宣教时用亲切、诚恳的语言取得患者的信任,建立良好的护患关系,以宣泄法使患者发泄愤怒的情绪,以升华法转移其矛盾心理,并且反复讲述慢性肾病的治疗前景,消除患者悲观、愤怒和失望的心态,树立战胜疾病的信心。

慢性肾病患者以中年人居多,他们因患病不能照顾家庭,长年治疗又需要大量费用造成家庭经济拮据,患者常感到自责内疚。有的患者被家庭成员过度保护,导致过度的依赖和反抗心理。对于这类患者需用真诚的态度,使他们把思想顾虑倾诉出来,让患者了解到慢性肾病目前虽不能根治,但合理控制饮食、适当运动、科学用药、保持良好情绪就可以很好地控制病情,并能像健康人一样工作、学习和生活。在尽可能的条件下,协调社会各方面的关系,帮助解决患者的实际困难以减轻其心理负担,同时取得家属的配合,使患者调适自己的不良心态,增强自我保护意识。

此外,住院患者离开他所熟悉的家庭环境,中断学习、工作,放弃了日常的生活习惯,进入陌生的病房,遇见的都是陌生人,还要忍受疾病的折磨,甚至会面临死亡的威胁。加之患者对肾病的不准确认识而产生焦虑、恐惧的心理,他们惧怕因患慢性肾病而影响自己的将来和那些需要他负起责任的家人,惧怕死亡,对治疗过分关心,甚至出现感觉过敏、精神高度紧张、失眠等。此时护理人员应严密观察病情变化及患者的心理状态,并与患者进行有效的沟通,耐心倾听患者的主诉,了解焦虑、恐惧的原因,利用语言技巧尽快安定患者的情绪,给患者以支持。对于糖尿病肾病患者,可适当进行知识宣教,指导其如何选择和控制食物,帮助制定生活作息表,鼓励患者根据病情适当进行体育锻炼,转移其消极心境。护理人员也可指导焦虑、恐惧的患者进行自我调节、学会控制情绪，并介绍意志坚强的住院患者与其进行"心理交换"，树立良好的榜样，使其正视自己的病情，正确对待生活，从而缓解心理障碍。

患者的心理状态与疾病的发生、发展以及转归有密切的联系。心理因素不仅可以致病，也可以治病，因此重视心理因素对慢性肾病的治疗非常重要。护理人员高度的同情心，良好的语言修养，娴熟精湛的专业技术，丰富的基础理论知识以及对患者的尊重，是取得患者信任的保障。

（赵莉萍）

怎样护理肾穿刺活检患者？

经皮肾穿刺活检是肾脏疾病的常规检查，是诊断弥漫性肾脏疾患的重要方法，对于确定诊断、制定治疗方案和估计预后有重要价值。肾穿刺患者护理包括以下几个方面：

（1）术前护理：穿刺前一日沐浴，晚间保证足够睡眠。穿刺当日正常进食，水肿患者低盐饮食。患者练习屏气15~20秒及练习床上排尿排便。

（2）术后护理：患者取平卧位，腰部制动和沙袋加压包扎8小时，卧位休息24小时。有肉眼血尿者延长卧床时间至肉眼血尿消失。患者需配合测血压每30分钟一次共4次，和术前血压比较，做好记录，穿刺后24小时内注意观察血压变化。肾穿刺结束返回病房后嘱患者少量多次饮水1000~2000ml，观察解尿情况，依次留取5次尿液送检。穿刺后8小时去除沙袋，穿刺后次日去除腹带。术后3天内伤口避免碰水，1个月内避免剧烈活动。

（3）并发症护理：

①血尿：为最常见的并发症，80%~90%患者可以有镜下血尿，小部分可以见到肉眼血尿。血尿多在术后5天消失，仅镜下血尿无须特别处理，若有肉眼血尿者，应延长卧床时间，遵医嘱应用止血药。嘱患者大量饮水，观察每次尿色的变化以判断血尿是逐渐加重还是减轻。

②肾周围血肿：多为小血肿，多数患者无临床症状，可在1~2周内自

行吸收。术后超声检查发现肾周围血肿的患者应延长卧床时间，绝对卧床制动，避免咳嗽。

③腰痛及腰部不适：部分患者有轻微的同侧腰痛或腰部不适，一般持续3~5天可自行消失。合并有肾周围血肿的患者腰痛剧烈，可给予止痛药。

④腹痛、腹胀：个别患者术后出现腹痛。由于生活习惯的改变，患者大量饮水可出现腹胀，一般无须特殊处理。对腹胀、腹痛明显者可遵医嘱服用解痉药等以缓解症状。

（关馥薇）

慢性肾小球肾炎肾功能不全患者护理要注意哪些事项？

慢性肾小球肾炎是由多种病因引起的一组渐进性、免疫性、炎症性、原发性肾小球疾病。多具有起病缓慢或隐匿、病情迁延、病程较长的临床特点，有不同程度的蛋白尿、血尿及管型尿，伴或不伴水肿、高血压和不同程度的肾功能减退。

（1）日常护理：给予心理疏导，使患者调整心态，提高治疗信心，积极配合治疗。低盐、优质低蛋白、低磷饮食。水肿、高血压患者应限制钠盐的摄入，每天钠摄入限制在2~3g为宜，包括含钠食物及饮料，如香肠、咸肉、罐头食品等，严重水肿伴少尿患者每日摄水量限制在1000ml内，可以用糖、醋、葱等调味以增加食欲。蛋白质宜选择优质蛋白，合并肾功能损伤患者可给予优质低蛋白饮食。低蛋白饮食可减缓肾功能损害的发展，严重水肿伴低白蛋白血症患者蛋白质摄入，按体重每日1g/kg，且优质蛋白占60%以上；中轻度水肿患者每日摄入蛋白质0.5~0.6g/kg，优质蛋白占50%以上，摄入蛋白质的同时，必须有充足的热量摄入，即每日126~147kJ/kg。延长卧床休息时间，以增加肾血流量和尿量、减轻水肿，有利于肾功能改善。适当运动，如太极拳、散步。重视调节生活状态，保证身心的休息。预防感染，避免劳累，有感染时（尤其是反复的呼吸道感染）应及时医治，防止加重病情。

（2）疾病护理：患者应学会准确记录出入量。服用降压药时，患者可自我记录血压变化，将血压控制在相对平稳的范围内。应用肾上腺皮质激素的患者也应严格遵医嘱服药，不得自行停药、减药以免引起反跳，并注意激素的副作用，如兴奋、失眠、脱发、骨质疏松等，也如需注意预防感染。应用免疫抑制剂的患者，注意有无恶心、呕吐、骨髓抑制、脱发、出血性膀胱炎、肝脏损害等副作用。应用抗血小板聚集药的患者，观察有无出血倾向。禁用对肾脏有毒性的药物如四环素类、氨基糖苷类、多肽类、磺胺类及止痛剂等，以防加重对肾脏的损害。

（吴薇薇）

怎样做好关于慢性肾病患者饮食的知识宣教？

民以食为天，吃多少？吃什么好？这是人们每天都要面临的问题。作为肾脏病患者，更强调饮食的合理性，因为饮食控制已作为对进行性肾脏损害的有效治疗手段之一，它们直接影响肾脏疾病的转归和预后。

慢性肾病患者，日常以低盐优质蛋白和低盐优质低蛋白饮食为主。

可以说，低盐饮食是绝大多数肾脏疾病患者饮食治疗的基础。低盐饮食严格讲就是限制钠的饮食，因此所有含钠高的食物都应限制。高钠食物主要有两大类：一是食盐、味精、酱油、酱等调味品；二是各种盐腌制食品，如各式腌菜、咸菜、腊肉、腊鱼、板鸭、香肠、红肠等。每日食盐量控制在2~3g或酱油10~15ml。低盐饮食禁用第二类食物。味精的含钠量是食盐的一半，也必须注意限量使用。此外，各种面制食品中一般也含有一定量的钠（小苏打），因此也应限量食用。由于各种天然新鲜食物的含钠量都很低，因而只要注意限制调味品的使用，即少用盐、味精和酱油，多用糖、醋，低盐饮食是不难做到的。市售低钠盐可以用来增加咸味，但是它们的主要成分是氯化钾，因此食用时应当咨询医生，在少尿或无尿、肾功能衰竭晚期时应慎用或不用，以免导致高钾血症。患者要坚持低盐饮食，做菜的时候可以少加、不加盐，或到起锅的时候轻轻地撒上一些，这样既减少了吃盐量又不改变味道。

优质蛋白的定义及食物已在前文介绍过，优质蛋白饮食指每日应摄入优质蛋白 1~1.2g/kg。

优质低蛋白饮食指每日蛋白质供给量约为 0.6~0.8g/kg，总量根据病情一般限制在 40g（包括动植物蛋白），在限量范围内要求适当选用优质蛋白，如牛奶、鸡蛋、瘦肉等。慢性肾炎患者应食用优质蛋白饮食，但蛋白质的总摄入量应该控制，很多植物蛋白是低质量蛋白，它所含的必需氨基酸少，非必需氨基酸多，过多地摄入体内后会加重患者的氮质血症。

饮水量要根据水肿和高血压的程度而定，当患者口干、尿多时要多喝水，以免肾脏因缺血、缺水而进一步损害。当患者尿少、浮肿、高血压时，进液量只能是前1天尿量加上 500ml，否则会引起心衰、脑水肿等严重情况。

（赵莉萍）

怎样护理肾病综合征患者？

肾病综合征是由多种肾脏疾病引起的，临床表现为大量蛋白尿（尿蛋白定量 >3.5g/d）、低白蛋白血症（血清白蛋白 <30g/L）、水肿、高脂血症的一组综合征。以下护理常规适用于各种病因导致肾病综合征患者。

肾病综合征的护理包括记录24小时出入量，监测患者体重变化和水肿消长情况。监测尿量变化，如经治疗尿量没有恢复正常，反而进一步减少，甚至无尿，提示发生严重的肾实质损害。水肿的患者注意适当卧床休息，有利于增加肾血流量，并应限制水和钠盐的摄入。病情稳定的患者应保持适度的床上或床旁活动，以防止静脉血栓的形成。观察水肿的部位及特点，眼睑、面部水肿者，可抬高枕头 15°~30°。保持皮肤清洁，用温水擦洗皮肤，被褥、衣裤应清洁、柔软、平整，防止皮肤损伤及感染。

患者应用激素治疗期间需注意观察药物副作用的出现，如感染、骨质疏松、血糖升高等，并给予患者有关指导；应用抗凝药的患者，应注意观察有无消化道、泌尿道、皮肤等出血倾向；应用降脂药的患者，宜睡前服用。此外，患者需定期门诊复查。

（吴薇薇）

怎样护理糖尿病肾脏疾病患者？

糖尿病肾脏疾病（DKD）是指由糖尿病所致的慢性肾脏疾病（CKD），通常是根据尿蛋白升高和（或）预估肾小球滤过率下降，同时排除其他CKD而做出的诊断。是糖尿病主要的微血管并发症之一，也是终末期肾病的重要病因。该常规适用于糖尿病肾病患者。

血糖控制：应遵循个体化原则。目标：糖化血红蛋白（HbA1c）不超过7%；eGFR<60ml/（min·1.73m²）的DKD患者HbA1c<8%；老年患者HbA1c控制目标可放宽至8.5%。合理的血糖控制可延缓疾病的进展。但患者也应注意随身携带糖块或巧克力等食物，以预防低血糖发作。

生活方式的干预：如控制体重、戒烟限酒、慎用保健品，适当增加体育锻炼；需告知患者戒烟是糖尿病患者预防或控制DKD进展的重要措施。

饮食指导：患者需按规范热量进食，合理安排膳食结构。由于蛋白质摄入减少，摄入的蛋白质应以生物学效价高的优质蛋白为主。非透析的DKD患者，蛋白质摄入大约应为0.8g/kg且不超过总热量的15%。对于合并高钾血症患者，需要限制钾盐摄入。

注意皮肤的清洁：尤其需注意足部、口腔、阴部的清洁以预防感染，有炎症、痈和创伤时要及时治疗。

预防糖尿病足：定期检查患者足部，注意是否有包块、红斑及足部感觉异常等症状。经常观察患者足背动脉的搏动、皮肤的色泽及弹性，检查足部皮肤有无破损、水疱。指导患者趾甲不宜过短，以免损伤甲沟引起感染，每日晚上用温水洗脚，不穿太紧的鞋，一旦出现足部病变应及早治疗。

预防感染：预防皮肤感染，严重水肿患者需严格卧床休息并抬高患肢；保持床单位的清洁平整，嘱患者穿宽松舒适的衣物及鞋袜；剪短指甲，避免抓挠皮肤造成破损；预防泌尿系统感染，注意个人卫生，勤换内衣。

（项波）

如何护理尿酸性肾病患者？

尿酸是人类嘌呤化合物分解和代谢的最终产物，其稳态取决于产生和排泄是否平衡，若尿酸合成过多或排泄障碍均可引起高尿酸血症。当高尿酸血症出现时，尿酸沉积于肾脏所产生的病变即为尿酸性肾病。

高尿酸血症患者应长期限制食物嘌呤摄入量，禁食高嘌呤食物，如动物内脏、啤酒、浓肉汁、肉汤、干贝等，避免进食过多肉食，不食辛辣刺激食物；多饮水，每日饮水2000~4000ml，使尿量维持在2000ml以上，以防止尿酸盐结晶形成及沉积；多进食碱性食品，如新鲜蔬菜、水果和其他富含维生素的食物；避免饮酒。

痛风发作急性期应绝对卧床休息，抬高受累关节处肢体，避免患处受压及活动，以减轻疼痛。可遵医嘱服用止痛药，并注意观察药效。注意患处皮肤有无破溃，保持皮肤清洁，以防发生感染。

定期做尿微量蛋白的测定及尿常规、血常规、肾功能的检查，以便及时掌握病情变化。

（吴薇薇）

狼疮肾炎的日常护理应该注意什么？

狼疮肾炎（LN）是系统性红斑狼疮（SLE）最常见的并发症。病因可能与遗传因素、激素和环境因素等有关。临床表现为血尿和（或）蛋白尿、肾病综合征、急性或慢性肾衰竭等。以下护理常规适用于狼疮肾炎的患者。

保持乐观心态、正确对待疾病和积极配合治疗可解除患者恐惧心理和思想压力，增强其战胜疾病的信心。平时应注意观察患者有无发热、全身不适、乏力、食欲减退、体重减轻、皮疹，也需观察关节受累的部位、肿痛程度、僵硬表现。狼疮活动期应卧床休息，当疾病活动控制和缓解后，在慢性狼疮肾炎恢复期可适当活动。育龄女性应避孕。不宜晒太阳，室内阳光过强时，应挂窗帘。禁用紫外线等光性疗法或服用感光药物。外出要打遮阳伞，戴遮阳帽，穿长袖上衣和长裙，长裤。

饮食方面应低盐、低脂饮食，限制蛋白质摄入量，补充蛋白质时应给予瘦肉，牛奶等优质蛋白，忌食豆类及其他植物性蛋白。使用激素血糖升高者，给予低糖饮食。避免光敏感食物如芹菜、香菜、莴笋等。

长期应用激素和免疫抑制剂者，需注意不良反应的出现，应积极预防并及时治疗各种病毒、细菌感染。做好口腔及皮肤护理，一切处置严格无菌操作。

此外，患者需定期门诊复查。

（吴薇薇）

如何护理尿路感染患者？

尿路感染又称泌尿系统感染，是指伴或不伴有临床症状的尿路内大量致病微生物繁殖而引起的尿路炎症。该常规适用于各种致病菌导致泌尿系统急性或慢性感染的患者。

尿路感染患者平时应注意有无发热、寒战、疲乏无力等全身不适症状，有无尿频、尿急、尿痛等尿路刺激征以及腰部、下腹部疼痛等情况；多饮水以增加尿量，促使细菌及炎症渗出物迅速排出，减轻尿路刺激症状；保持会阴部清洁，尿道口附近有炎症时要及时诊治，避免细菌通过上行途径感染本病；月经期应加强会阴部卫生；劳逸结合，加强体育锻炼，增强身体抵抗力。

收集尿标本时应注意除急症外以留取晨尿为宜，并立即送检。留取中段尿作细菌培养及药物敏感度试验者，必须严格执行无菌操作。采集标本前充分清洗会阴部、消毒尿道外口，在不间断排尿时用无菌操作方法留取尿标本。

（吴薇薇）

附　录

肾脏病常用检查项目及临床意义

尿液检查

检查项目		正常	异常	意义
尿常规	蛋白	阴性	阳性	主要见于肾脏疾病，但血浆异常蛋白过多、剧烈运动、发热、心力衰竭、心包积液和某些药物等也可引起尿蛋白阳性
	红细胞	阴性	阳性	血尿轻者外观看不出异常，须经显微镜检查方能确定，称"镜下血尿"；血尿重者尿呈洗肉水色甚至血色，称为"肉眼血尿"。血尿常见于肾小球肾炎、尿路感染、肾结石等，有时也可见于泌尿系的肿瘤、囊肿、畸形、外伤等
	白细胞	阴性	阳性	主要见于尿路感染，也可见于间质性肾炎、狼疮肾炎
尿白蛋白/肌酐		≤30mg/μg·Cr	>30mg/μg·Cr	可以判断蛋白尿的程度，了解有无特殊蛋白质，如多发性骨髓瘤等导致的异常球蛋白等。不同分子量的尿蛋白对疾病的诊断有重要价值，较常规尿蛋白检查更为准确，可反映肾小球或肾小管病变程度
24小时尿蛋白定量		≤150mg	>150mg	
尿沉渣相差显微镜		偶见	异形红细胞	如果发现尿异形红细胞>70%，应考虑血尿来自肾小球
中段尿培养		阴性	阳性	了解泌尿系感染的病原菌种类，包括细菌、支原体、衣原体、真菌（霉菌）和结核菌等，为临床选用抗生素提供依据

肾功能检查

检查项目	正常	异常	意义
血肌酐	44~115μmol/L	升高	见于肾功能损害。轻度升高还可见于运动员肌肉极度发达者等
		降低	严重营养不良、肌肉萎缩（包括长期卧床者）、尿量增加（尿崩症）、高龄老人、妊娠和重症肝病等
肾小球滤过率	≥90ml/（min·1.73m^2）	降低	较血肌酐、尿素氮更早反映肾功能损害
血尿素氮	2.9~8.2mmol/L	升高	见于肾功能损害。轻度升高还可见于脱水、蛋白质摄入过多、甲状腺功能亢进和消化道出血
		降低	尿量增加（尿崩症）、蛋白摄入过少、重症肝病
血尿酸	男 208~420μmol/L 女 155~356μmol/L	升高	高尿酸血症、痛风、肾功能损害、脱水、血液系统肿瘤、恶性肿瘤化疗后等
		降低	贫血、营养不良、Fanconi综合征等

注：由于各单位检测仪器、试剂和方法的不同，正常值设置略有差异，检测结果应经过专科医师评估。

影像学检查

项目	意义	注意事项
肾、输尿管、膀胱、前列腺（男性）和肾血管超声	了解肾、输尿管、膀胱、前列腺形态、结构和肾血管形态、结构、血流状况。	为避免腹腔食物等的干扰，建议空腹检查。超声检查应安排在胃肠镜和钡剂造影之前。膀胱和前列腺检查前膀胱中需有较多尿液，故需憋尿
肾脏CT或MRI	能查出普通X线不能检查出的细小钙化、结石、占位和形态异常。	①妊娠妇女禁止作CT和MRI检查。②对造影剂过敏者禁用造影剂。③由于CT的造影剂有肾毒性，故肾脏病时应慎用含碘造影剂。④体内植入金属物者一般不能做MRI检查
肾血管CT或MRI	了解肾脏是否存在血管狭窄、血栓和/或畸形。	成像前4小时禁食禁水，学会屏气。余同上
静脉肾盂造影	观察肾脏、输尿管和膀胱的结构，了解尿路的病变特点和性质。	检查前需禁食，并导泻排空肠道粪便。肾功能衰竭尚未替代者慎用含碘造影剂。对含碘造影剂过敏者禁用造影剂
同位素肾图	了解左右两肾各自的肾脏血流量、肾小球滤过功能、肾脏排泄功能。	检查前尽量不使用利尿剂。妊娠期妇女不推荐该项检查